糖尿病用药

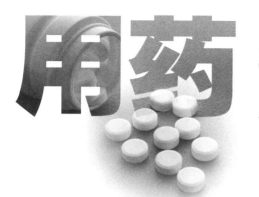

丛书主编　石学敏　赵振宇

主　编　赵振宇

小课堂

天津出版传媒集团

天津科技翻译出版有限公司

图书在版编目(CIP)数据

糖尿病用药小课堂 / 赵振宇主编 . — 天津 : 天津
科技翻译出版有限公司, 2023.5
（安全用药科普丛书 / 石学敏, 赵振宇主编）
ISBN 978-7-5433-4341-2

Ⅰ.①糖… Ⅱ.①赵… Ⅲ.①糖尿病—用药法 Ⅳ.
①R587.105

中国国家版本馆CIP数据核字(2023)第061722号

声　明

医学是不断发展的科学,疾病的治疗方法和药物的使用方法也在不断改变。本书作者和出版机构尽可能依据目前的权威参考资料,确保本书内容的准确性与时效性。但在医学领域可能存在不同的观点或认识,因此,作者或出版机构无法保证本书所提供的信息完全精准或面面俱到,特别建议读者在阅读本书的同时参考其他相关资料。读者在用药前应认真阅读相关药物的说明书,并遵医嘱使用。

糖尿病用药小课堂
TANGNIAOBING YONGYAO XIAOKETANG

出　　　版：天津科技翻译出版有限公司
出 版 人：刘子媛
地　　　址：天津市南开区白堤路244号
邮政编码：300192
电　　　话：022-87894896
传　　　真：022-87893237
网　　　址：www.tsttpc.com
印　　　刷：高教社(天津)印务有限公司
发　　　行：全国新华书店
版本记录：710mm×1000mm　16开本　6.25印张　110千字
　　　　　2023年5月第1版　2023年5月第1次印刷
　　　　　定价：32.00元

（如发现印装问题,可与出版社调换）

丛书编委会

丛书主编

石学敏　赵振宇

编　　者（按姓氏汉语拼音排序）

蔡　磊	柴　莹	柴士伟	陈　鹏	陈　正	陈金千	陈泯傲
董　艳	杜春辉	杜春双	杜美静	高　宁	高　智	韩建庚
康　蕊	蓝高爽	李　昊	李　佳	李　蒙	李　倩	李　妍
李　莹	李博乐	李继彬	刘　芳	刘　艳	刘婧琳	刘文生
刘翔宇	刘晓磊	刘艳萍	刘玥皎	柳丽丽	陆　璐	缪　玮
庞　宁	彭龙希	瞿晶田	石学敏	宋　玮	宋　鉴	谭晓旭
王　丹	王　磊	王　楠	王　玮	王春伟	王郁汀	温晓娜
文柳静	文彦丽	肖茏珂	谢　栋	徐梦思	许　鑫	许建春
薛　静	杨　晨	杨檬檬	杨晓姣	叶　青	禹　洁	袁恒杰
臧　滨	臧美彤	张　超	张　洁	张　颖	张福君	张晓龙
张紫钰	赵　青	赵芙蓉	赵振宇	郑国斌	周　瑾	朱爱江
朱明辉						

本书编委会

主　编

赵振宇

编　者（按姓氏汉语拼音排序）

柴　莹　陈金千　董　艳　杜春辉　康　蕊　李　莹　李继彬

刘翔宇　刘玥皎　王　丹　王郁汀　肖茏珂　徐梦思　杨晓姣

赵振宇　郑国斌　周　瑾

丛书前言

《"健康中国2030"规划纲要》强调:"健康是促进人的全面发展的必然要求,是经济社会发展的基础条件。实现国民健康长寿,是国家富强、民族振兴的重要标志,也是全国各族人民的共同愿望。"为满足国民主动汲取健康知识的需求,引导公众树立科学的健康理念和疾病防治意识,我们与多家医院的专家们几经探讨交流,最终,在天津市药学会药学服务专业委员会的大力支持下,我们牵头编写了这套"安全用药科普丛书",力求为全民健康贡献一套规范用药的教育和科普指南。

本套丛书选取大众生活中影响最广的常见病进行用药科普释疑,采用问答的形式,图文并茂,内容丰富,深入浅出,让读者理解药物的选择,以及掌握长期服药期间的各种注意事项和生活方式的调整方法。本套丛书不仅适合普通患者及其家属阅读,对于相关医务人员也有一定的参考价值。

此次编写科普丛书,我们深感意义重大。我们希望能够积极参与医学知识普及工作,并用最朴实、通俗的语言,尽最大的努力,让广大读者掌握科学用药的知识。在编写过程中,我们认真撰写,紧扣与大众日常生活关系最密切的问题,用心斟酌语言,力求让广大患者在病情的防治和合理用药知识方面有所收获,重回健康生活,共享美好未来。

我们相信,本套丛书的出版,有助于促进公众健康素养的稳步提高,为推进"健康中国"建设出一份力。

前　言

当今，我国人民的生活水平不断提高，生活方式发生了改变，加之人口老龄化的发展，使糖尿病的发病率逐年升高。《中国2型糖尿病防治指南（2020年版）》指出，我国的糖尿病患病率已上升至11.2%，已经成为名副其实的糖尿病大国，患者的知晓率低、不合理用药等问题日益突显。很多糖尿病患者缺乏对糖尿病药物知识的了解，跟风用药、随意停药、随意合并用药的情况屡见不鲜，导致血糖的控制效果并不理想，还饱受并发症之苦。糖尿病作为现代社会的常见病，严重威胁着国民的健康生活。

药物治疗作为当前糖尿病治疗最常用、最有效的方式，对于广大患者来说至关重要。我在多年的临床工作中，目睹、接触过各种各样的糖尿病患者，了解他们在用药过程中存在的实际问题，认为为广大糖尿病患者及其家属普及糖尿病用药知识迫在眉睫。科普是国家所需，也是大众所需，是有志者责无旁贷的义务，也是我们编写本书的宗旨。

本书是"安全用药科普丛书"的一个分册。我们采用问答的形式，力求用最朴实、最简练的语言、最直观的图表，聚焦于日常生活中读者们最为关心的糖尿病用药相关话题，为大众规避错误用药导致的治疗误区，引导读者们科学有效地控糖、用药，并在生活中重视长期健康管理，早发现、早治疗，降低糖尿病并发症的发生率，教会他们如何及时地在糖尿病前期逆转病情，用最科学有效的方式把糖尿病对患者生活的影响控制在最小范围内，提高生活质量。

本书的出版可使读者树立规范用药的理念，掌握科学、安全、有效的用药方法，使糖尿病患者获得更优的血糖控制和结局改善，助力"健康中国"建设。

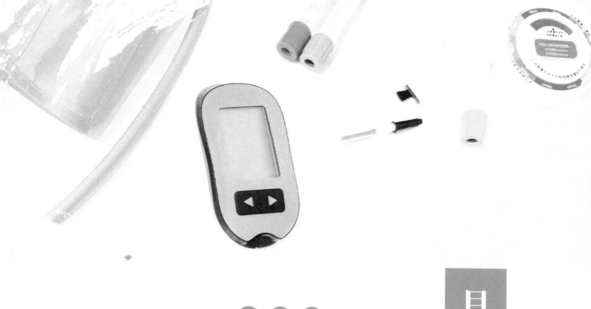

第 一 章
糖尿病概述

目 录

第二章

降糖药物介绍

第 三 章
不同人群的降糖药物选择

第四章
糖尿病患者的生活方式和健康教育

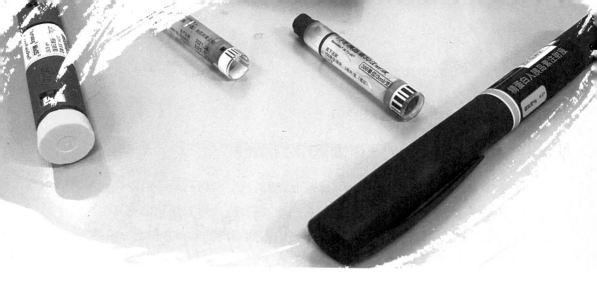

第一章　糖尿病概述

■ 得了糖尿病会有哪些表现?

糖尿病患者的典型表现为"三多一少"症状,即"多饮、多食、多尿及体重下降"。另外,可有皮肤尤其是外阴瘙痒、乏力和视物模糊。有并发症的患者还可能有并发症表现。需要强调的是,有很多糖尿病患者上述症状可能不明显,甚至完全没有不适症状,仅在常规体检中发现血糖升高,所以不能以症状的有无和轻重来衡量糖尿病的有无和轻重,一旦血糖升高就需要治疗,哪怕毫无症状。糖尿病患者还会有一些不太经典的表现:经常感觉疲劳,全身困乏无力,提不起劲儿,特别是双腿酸软发沉,总想躺着;饭后2~3小时或午饭前及晚饭前常有心慌、多汗、头晕、饥饿等表现;皮肤经常生疖、长疮,常化脓,伤口不容易长好,出现脚指头腐烂、坏死等;生育年龄女性发生过多次流产,生过怪胎、巨大胎儿(胎儿体重≥4kg);女性反复发生尿道感染,外阴经常瘙痒;男性出现阳痿;发生原因不明的手足麻木,小腿会疼痛、抽筋;眼睛

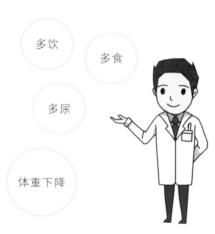

糖尿病患者的典型表现

突然看东西模糊而且原因不明。

■ 患上糖尿病的人是哪里出了问题?

这个问题涉及糖尿病的病因和病理机制。糖尿病是一组以高血糖为特征的代谢性疾病,之所以会出现高血糖,是由胰岛素分泌缺陷或其生物作用受损,或两者兼有引起的。胰岛素是人体胰腺内的胰岛 β 细胞分泌的,胰岛素分泌不足或胰岛素作用受损,一般认为同遗传因素、自身免疫和胰岛素拮抗激素等因素相关,同时也受到胃泌素、胰泌素、胃抑肽、肠血管活性肽等激素及自主神经功能状态等的影响。所以说,患上糖尿病归根结底是因为胰岛素的分泌或效用出了问题。

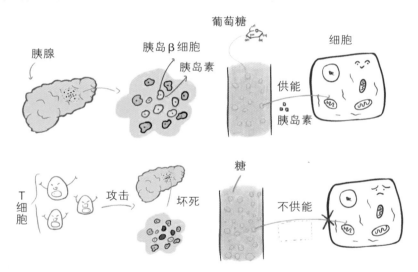

■ 糖尿病分为哪几种类型?

糖尿病分为 4 种类型,分别是 1 型糖尿病、2 型糖尿病、妊娠糖尿病和特殊类型糖尿病。

1 型糖尿病也称为胰岛素依赖型糖尿病。其发病原因为胰岛 β 细胞数量减少伴随功能低下,使体内胰岛素缺乏,导致代谢紊乱、血糖持续升高,从而诱发糖尿病。

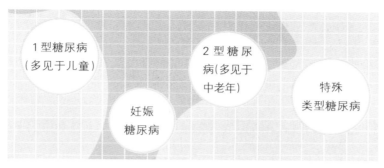

糖尿病的分型

2型糖尿病又称为非胰岛素依赖型糖尿病。大多数2型糖尿病患者在40岁左右发病,发病原因为胰岛功能减退,使体内葡萄糖代谢失常,从而引发糖尿病。

妊娠糖尿病是指女性在妊娠期患有的糖尿病,常发生在妊娠期的第24~28周。有研究表明,一半以上的妊娠糖尿病患者,在孩子出生以后血糖可以恢复正常。

继发性糖尿病不太常见,也是比较特殊的一种,多由其他疾病引起,最多见的原发病为特殊遗传性疾病、内分泌疾病、胰岛细胞基因缺陷等。

■ 哪些人容易得糖尿病?

1 有家族遗传史的患者:上溯三代,不管哪一系中有人患糖尿病,都称之为有糖尿病遗传病史。

2 肥胖患者:体重指数(BMI)是判定人体胖瘦程度的一项重要指标,其计算方法为用体重(kg)除以身高(m)的平方。一般情况下,BMI≥24kg/m² 属于超重;BMI≥28kg/m² 属于肥胖。肥胖人群发生糖尿病的概率相对较大。

3 年龄较大者:多指年龄超过40岁的人群。

4 具有糖尿病前期病史者:糖尿病前期指尖血糖比正常人高,但未达到糖尿病的诊断标准。

5 具有妊娠糖尿病史的人群。

6 生活习惯不好的人:不良生活习惯包括久坐、缺乏运动,喜欢油腻食物、含糖饮料,吸烟,饮酒量大,精神紧张、失眠、熬夜等。

■ 为什么肥胖的人高血压、高血脂、高血糖往往同时存在?

肥胖的人、高血压患者、高血脂患者都容易得糖尿病,所以,一个人很可能同时患有这几种病。一些人可能在肥胖、高血压、高血脂、高血糖4个项目中有3项或4项不正常,医学上将这些人的异常状况叫作代谢综合征。具有代谢综合征的人,特别是病情严重的人,很容易伴随发生其他一些疾病,如冠心病、脑血管病、肾病等。这些疾病对生命的威胁很大,所以就有了肥胖、高血压、高血脂、高血糖是"死亡四重奏"的说法。

高血压	早期:可表现为头痛、头晕、耳鸣、心悸、眼花、注意力不集中、记忆力减退、手脚麻木、疲乏无力、易烦躁等症状。后期:血压常持续在较高水平,伴有脑、心、肾等器官受损。
高血脂	血液中胆固醇或甘油三酯过高、高密度脂蛋白胆固醇过低,现代医学称之为血脂异常。
高血糖	典型表现为"三多一少",即多饮、多食、多尿、体重减轻。不典型表现有视力下降或视物模糊、伤口不易愈合、下肢麻木、皮肤瘙痒、感觉虚弱或疲惫等。

■ 得了糖尿病不治疗有什么危险?

糖尿病患者如果不进行治疗,血糖就会有波动,而血糖波动的直接后果就是并发症的发生和发展。糖尿病并发症分为急性并发症和慢性并发症。比较危重的急性并发症有糖尿病酮症酸中毒、糖尿病高渗性昏迷、糖尿病乳酸酸中毒。急性并发症可严重威胁患者的生命,致死率非常高,可达到20%,后果非常严重。

慢性并发症是在血糖长期控制不好的情况下出现的,被称为"无形杀手",使患者的致残率、致死率缓慢上升。慢性并发症包括大血管病变、微血管病变、神经病变、糖尿病足等。

大血管病变	大血管病变指糖尿病在无形中破坏了大血管的功能状态,主要的大血管包括心脏、大脑、肾脏、下肢的大动脉,如果血管发生狭窄或者堵塞,后果就是心绞痛、心肌梗死、脑卒中、下肢缺血和肾功能障碍等。
微血管病变	微血管病变主要是视网膜病变和肾脏病变,结局是失明和肾衰竭。
神经病变	累及全身的微小神经和大神经,也会出现明显的调节功能障碍,包括直立性低血压、猝死等。
糖尿病足	糖尿病足严重者可能会截肢,甚至危及生命。

所以,糖尿病患者一定要及时进行治疗,否则容易发生急、慢性并发症,极大地影响患者的生存质量,甚至威胁生命安全。

■ OGTT诊断糖尿病靠谱吗?

口服葡萄糖耐量试验(OGTT)是在口服一定量的葡萄糖后,在2~3小时内,或依据需要在更长的时间内进行一系列的葡萄糖浓度测定,可以测定胰岛素和C肽水平,并用以诊断糖尿病、了解胰岛功能、帮助判断低血糖的原因。OGTT是用以诊断个体葡萄糖调节能力的一个标准化方法。

1913年,OGTT开始应用于临床,对早期诊断糖尿病做出了很大的贡献。临床多采用两点法:空腹8~10小时后,于次日晨7~9点口服溶于250~300mL温开水的75g无水葡萄糖粉,5分钟内饮完。服糖前和服糖后120分钟时,分别在前臂采血。

试验过程中须注意:血液标本应尽早送检;前3天内,受试者的每日碳水化合物摄入量不少于150g;停用可能影响OGTT结果的药物(如避孕药、利尿药或苯妥英钠等)3~7天;试验中不喝茶、咖啡,不吸烟,不做剧烈运动。

虽然OGTT是诊断糖尿病的金标准,但其影响因素较多,众多的影响因素导致其重复性差,因此,应结合患者的状态及各种影响因素进行综合分析,让OGTT尽可能满足临床诊断的需要。

■ 需要做哪些检查才能确诊糖尿病?

想要确定是否得了糖尿病,必须进行血糖检查。这里所说的血糖是指抽取静脉血测得的血糖,而不是从指尖取血测得的血糖。血糖检查包括空腹血糖检测(FPG)、餐后2小时血糖检测(2hPG)、随机血糖检测、口服葡萄糖耐量试验。血糖检测结果用单位毫摩尔/升(mmol/L)或毫克/分升(mg/dL)表示。只查空腹血糖,有可能漏诊;只查尿糖,即使结果是阳性,也不能确诊为糖尿病;只凭口渴、多饮多尿、多食、消瘦等症状,更不能诊断为糖尿病。为了与WHO的诊断标准接轨,推荐采用标准化检测方法,并且选择有严格质量控制的医疗机构,将糖化血红蛋白(HbA1c)作为糖尿病的补充诊断标准。

空腹血糖检测

检测前一天,在下午6点左右吃晚饭后不应再吃任何食物,于第2天清晨7~9点在空腹状态下抽血进行血糖测定。空腹血糖检测是诊断糖尿病必须检查的项目,但即使空腹血糖值正常也不能排除糖尿病,因为许多人表现为餐后血糖升高。糖尿病高危人群应做口服葡萄糖耐量试验,从进一步明确是否患有糖尿病。

餐后2小时血糖检测

接受检测的人从吃第一口饭开始计算时间,到2小时整取血进行血糖检测,称为餐后2小时血糖检测。餐后2小时血糖检测可以用来筛查糖尿病。某些2型糖尿病患者的空腹血糖并不高,甚至完全正常,而餐后2小时血糖却可能很高。如果餐后2小时血糖明显升高,应做口服葡萄糖耐量试验来明确是否有糖尿病。

随机血糖检测

不考虑上一次用餐时间,在一天中的任意时间取血进行的血糖检测,称为随机血糖检测。如果患者有明显的症状,随机血糖检测的结果又高,就可以诊断为糖尿病。

口服葡萄糖耐量试验

空腹8小时以上,先取血(做空腹血糖检测用),然后让接受检查的人在5分钟内一口一口慢慢地将专用葡萄糖水(75g,即一两半医用无水葡萄糖粉溶解于250~300mL温开水中)喝完,从喝第一口糖水时开始计时,并于喝糖水后2小时取血,分别检测喝糖水前和喝糖水后2小时的血糖含量。

一旦经查血糖确诊了糖尿病,最好在用药之前做一些有助于进一步诊断的化验检查,要有预防和治疗并发症的意识。糖尿病很难早期发现,一旦临床确诊糖尿病,实际病程至少已有3~7年。很多患者被糖尿病的并发症,如高血压、冠心病、肾病尿毒症、失明、坏疽、脑卒中、末梢神经炎等,弄得痛苦不堪,直到非常严重的时候,才知道自己患有糖尿病。所以,只有早预防、早发现、早治疗,才能阻挡糖尿病并发症的发生和发展。

■ 为什么会出现血糖高而糖化血红蛋白却正常的情况?

糖化血红蛋白反映的是过去连续2~3个月内的平均血糖水平,正常参考值为4.4%~6.2%(由于HbA1c的检测方法不同,各医院实验室的正常参考值可能不同)。而用血糖仪检测的血糖值反映的仅仅是一天中某一点的血糖值(如空腹、餐前、餐后或睡前等)。因此,测得的一次或者一天中偏高的血糖值只是2~3个月中的一小部分,假如剩余时间段的血糖正常或者偏低,那么其平均血糖水平仍然可能正常。也就是说,只有在一天24小时中连续不断地检测血糖,患者才能真正知道自己一天中的血糖变化。否则,即使在一天内的大部分时间检测血

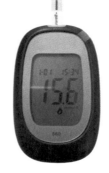

糖,也可能有很多时间段的高血糖或长时间的低血糖(患者自己未察觉)未被发现,最后出现平均血糖即HbA1c与某一次或某一段时间内所测得的血糖值不匹配的现象。

再如,一位糖尿病患者常常既出现高血糖,也出现低血糖,那么他(她)的HbA1c完全有可能维持在正常范围内。这时的HbA1c就不能反映真实的血糖变化。

还有一个重要的原因就是血糖仪的准确性。目前,HbA1c的检测方法是抽静脉血送实验室检测,检测结果一般是准确的,出现的误差都在允许的范围内。但是,由于仪器老化、故障、保养失当,以及与测定方法不同等多种原因,血糖仪测出的结果不一定准确。一旦用血糖仪测出的结果不准确,自然就与HbA1c的结果不匹配。

有些糖尿病患者并不知道自己正在使用的血糖仪有问题。为了检测自己的血糖仪是否准确,有些患者会用自己的血糖仪和其他人的血糖仪分别测自己的血糖,然后比较所测得的血糖值,这种做法是不正确的。判断血糖仪是否有问题的最好方法是,在用血糖仪检测血糖的同时,抽血送医院检验科,用大型生化仪进行检测。但值得注意的是,用生化仪检测血糖一定要及时,否则由于糖酵解的作用,得出的血糖值会偏低;另外,血糖仪检测的是毛细血管的血糖值,生化仪检测的是静脉血的血糖值,空腹检测时,两者误差较小,但餐后检测误差较大。因此,清晨带上自己的血糖仪去医院,同时检测两种值,是最好的鉴别方法。一般认为,只要血糖仪测得的血糖值与生化仪测得的血糖值两者误差不超过15%,即认为血糖仪测出的血糖值是准确的。

■ 血糖降得越快越好吗?

糖尿病是一种由人体内的胰岛素绝对或相对缺乏而导致的糖、脂肪和蛋白质等代谢紊乱的全身性慢性代谢性疾病,因而,糖尿病的治疗目的是,通过全面控制血糖、血压、血脂,预防和延缓糖尿病并发症的发生和发展。

糖尿病患者都知道,血糖过高是糖尿病控制不理想的表现。于是,患者们平时最关心的、与其他糖尿病患者交流时谈论最多的是"你的血糖降下来了吗?""他的血糖降得真快,真好!"现在,我们暂时不谈血压、血脂的控制问题,专门谈谈"血糖是否降得越快越好"。

血糖升高是糖尿病最基本的特征,高血糖状态的危害性是极大的。急性血糖升高可能造成糖尿病酮症酸中毒、高渗性昏迷等急性并发症,甚至危及生命。慢性高血糖状态则大大增加了心脑血管病变、下肢血管病变、糖尿病视网膜病变、白内障、糖尿病肾病及糖尿病神经病变等慢性并发症的发生率,这些慢性并发症是糖尿病致死、致残的重要原因。因此,严格控制血糖、纠正代谢紊乱,对防止和延缓糖尿病急、慢性并发症的发生和发展非常重要。

当糖尿病患者面对高血糖状态的威胁,当务之急是如何安全、有效地降低血糖。临床上常有如下情况:无论是1型还是2型糖尿病患者,常因对胰岛素或口服降糖药的适应证选择不当,或因使用剂量不合理,而不能有效地降低血糖,致使血糖长期居高不下,不利于对糖尿病并发症的预防。

但是,血糖下降得太快,则会导致低血糖反应。低血糖对糖尿病患者同样不利,其危害主要有3个方面。

1 低血糖可以引起胰岛素的拮抗激素(肾上腺素、肾上腺糖皮质激素、胰高血糖素等)的分泌增加,而导致反跳性高血糖,对糖尿病的控制不利。

2 脑组织主要依靠血液中的葡萄糖供给能量,反复发作的低血糖可能损伤脑细胞,引起记忆力减退、反应迟钝,甚至痴呆。

3 低血糖可能使糖尿病患者,特别是老年糖尿病患者的心脏供能、供氧产生障碍,造成心律失常,甚至心肌梗死。严重的低血糖可导致糖尿病患者昏迷或死亡。老年人由于机体各脏器老化,比年轻人更易发生低血糖,并且因神经系统衰老,使其对低血糖的感受不如青年人灵敏,容易发生未察觉性低血糖。

■ 医生根据什么标准来确诊患者得了糖尿病?

对于糖尿病的确诊,目前采用2020年版《中国2型糖尿病防治指南》中的糖尿病诊断标准。

有典型糖尿病症状

随机血糖值≥11.1mmol/L;或者空腹血糖≥7mmol/L;或进行口服葡萄糖耐量试验时,服药2小时后血糖检测值≥11.1mmol/L;或糖化血红蛋白值≥6.5%,即可诊断为糖尿病。

没有典型糖尿病症状

随机血糖值≥11.1mmol/L;或者空腹血糖≥7mmol/L;或进行口服葡萄糖耐量试验时,服糖水2小时后血糖检测值≥11.1mmol/L;需要在另外一天重复检测空腹血糖、口服葡萄糖耐量试验或随机血糖,三者有一项再次达到标准,才可以诊断为糖尿病。

■ 什么是糖尿病前期?

糖尿病前期是指血糖检测结果偏高、但还不能诊断为糖尿病的阶段。

若空腹血糖≥6.1mmol/L,但<7mmol/L,同时口服葡萄糖耐量试验时,口服糖水2小时后血糖值<7.8mmol/lL,称为空腹血糖受损。

若空腹血糖<7mmol/L,同时口服葡萄糖耐量试验时,口服糖水2小时后血糖值≥7.8mmol/L,但≤11.1mmol/L,称为糖耐量降低。

糖尿病前期标志着糖尿病的发生风险增加,但是糖尿病前期通过合理的降糖治疗是可以逆转的。

■ 糖尿病可以根治吗?

糖尿病是由遗传因素和环境因素共同引起的一种慢性终身性疾病,目前无法治愈,但是可以通过规范治疗实现很好的控制,从而减少急、慢性并发症的发生和发展,治疗的目的是使患者和正常人群有一样的生存质量及寿命。

糖尿病患者需要与糖尿病进行终身抗争,了解自己的饮食、运动、药物治疗方案,做好自我血糖监测,根据血糖的波动情况调节饮食、运动和药物治疗方案。有些患者在服用降糖药后,血糖控制得比较好;有些患者服用降糖药一段时间后,甚至仅靠控制饮食和合理运动就可以获得满意的效果。但是,如果患者觉得自己的血糖控制得比较满意,就停用降糖药,也不再坚持控制饮食与合理运动了,糖尿病就会卷土重来。

虽然糖尿病会伴随患者的一生,但可以通过生活方式干预和药物治疗控制自身的病情。

■ 为什么不必恐惧糖尿病?

虽然目前糖尿病不可治愈,但可以通过生活方式干预及药物治疗使血糖控制在理想范围之内,延缓慢性并发症的发生,不影响患者的自然寿命。

目前,糖尿病前期患者在积极的生活方式干预及适当的药物治疗后,可以使血糖恢复正常,部分患者即使停药,也可以使血糖保持在正常范围内。对于较难控制的高血糖患者,目前的医疗手段越来越丰富,相信通过医生不断优化治疗方案及患者的密切配合,也可以控制好患者的血糖。

糖尿病是终身性疾病,必须从思想上重视起来,管住嘴、迈开腿、规范治疗,控制血糖,避免或延迟并发症的出现,实现与糖尿病和谐共存。

■ 什么是控制糖尿病的"5驾马车"?

糖尿病患者的血糖稳定需要饮食、运动、药物、情绪等方面共同配合,因此,糖尿病防治要采取5个方面的综合措施,也就是控制糖尿病的"5驾马车"。

第一匹马——糖尿病教育

糖尿病并不可怕,是很常见的内分泌代谢失调疾病,是终身性疾病,若患者及其家属与医生密切配合,完全可以控制糖尿病,不影响患者的正常生活。因此,普及糖尿病知识、减少无知的代价非常重要。另外,患者要调整心态,正确应对糖尿病,避免采取极端方式——一个极端是满不在乎、不当回事;另一个极端是特别紧张、心情焦虑。这两个极端都不可行,要在战略上藐视,在战术上重视。

第二匹马——饮食治疗

饮食治疗是糖尿病治疗的基础,掌握科学、简单易行的饮食治疗原则,将其应用于日常生活中,才能使糖尿病的药物治疗方案行之有效。糖尿病的饮食治疗原则是合理控制摄入的总热量和食物成分比例。饮食治疗可总结成6个方面:①控制总热量;②合理配餐;③少量多餐;④多吃高纤维食品;⑤清淡饮食;⑥戒烟限酒。

第三匹马——运动治疗

糖尿病患者的运动具有双重性,运动得当可以给健康带来好处,运动不当则会带来坏处。糖尿病患者需要在保证安全的前提下,发挥运动的最大作用。在运动前应进行相关的安全检查,如血糖、血压检测。鼓励进行持之以恒、量力而行的有氧运动。持之以恒,即每天运动30分钟以上,每周5天以上。年轻人每天要运动30分钟到1小时,老年人不要低于每天30分钟。运动应量力而行,对于年轻人来说可以剧烈一些,心脏搏动可以快一些,对于中老年人来说,合适的心率=170−年龄。

第四匹马——药物治疗

2型糖尿病的药物治疗包括口服降糖药和胰岛素治疗。药物治疗可根据病情的特点采取阶梯方式治疗,即先通过饮食治疗和体育锻炼,如果患者认真实行了健康的生活方式一段时间,血糖仍未达标,就需要根据患者的具体情况开始药物治疗。

第五匹马——病情监测

自我监测是糖尿病患者管理病情的重要手段,不仅需要监测血糖,血压、血脂、体重也是重要的监测项目。自我监测可以为糖尿病患者和医护人员提供动态数据,经常观察和记录血糖水平,大大有利于糖尿病患者的治疗和管理。

■ 什么是糖尿病的三级预防?

糖尿病是一种严重危害人类生命和健康的常见慢性病,且患病率逐年增加。糖尿病对人类危害很大,可引起许多急、慢性并发症,造成人们生活质量下降、劳动力丧失、寿命缩短;糖尿病又是一种终身性疾病,一旦患病则难以治愈,常需终身治疗,给国家和个人造成了沉重的经济负担,因此,必须对糖尿病进行综合防治。

一级预防

一级预防是指预防糖尿病的发生。包括:①在一般人群(公众)中宣传糖尿病防治知识,提高全社会对糖尿病危害的认识,着眼于提高整个社会对糖尿病的认知;加强糖尿病知识的宣教,如糖尿病的定义、症状、体征、常见的并发症及危险因素;提倡健康的行为,如合理饮食、适量运动、戒烟限酒、心理平衡;定期检查,一旦发现有糖耐量受损或空腹血糖受损,及早实行干预。②在重点人群中开展糖尿病筛查。③在高危人群,如糖调节受损、肥胖的患者中降低糖尿病的发生率。降低体重是2型糖尿病预防的重要内容,应进行严格的生活方式干预,确实有必要时,应适当开展药物预防甚至代谢手术的治疗。

二级预防

二级预防是指在高危人群中筛查出糖尿病患者,并加以规范化管理、控制病情,也就是减少糖尿病患者并发症的发生,或延缓并发症的出现。防治糖尿病并发症的关键是尽早发现糖尿病,尽可能控制和纠正患者的高血糖、高血压、血脂紊乱等代谢异常,以及严格生活方式干预,包括减重和维持正常体重、戒烟、有氧运动和抗阻运动,控制导致并发症的危险因素。

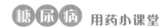

对于新发现的糖尿病患者,尤其是2型糖尿病患者,应尽可能早地进行并发症和危险因素的筛查,按时按量地完善并发症检查,以尽早发现和处理糖尿病。

三级预防

三级预防是指全面控制糖尿病,预防其并发症导致的器官损害、器官功能衰竭,减少并发症所导致的残疾或死亡。

■ 相信"5驾马车"还是相信广告?

一旦确诊了糖尿病,患者一定要及时就医,接受规范的治疗。应遵从医生的药物治疗建议,配合饮食疗法、运动疗法,接受糖尿病患者教育,做好自我监测,驾驭好"5驾马车",充分发挥主观能动性,掌握自己的病情。

在治疗中,切勿轻信那些所谓包治、根治糖尿病的"祖传秘方",不要因迷信而胡乱投医。切记,糖尿病是不可治愈的终身性疾病,目前还没有根治糖尿病的方法。

■ 什么是糖尿病并发症?

糖尿病并发症是因糖尿病及糖尿病状态而发生的涉及全身的急性或慢性病变,是糖尿病发生和发展过程中整体病变的组成部分。据世界卫生组织统计,糖尿病并发症高达100多种,是目前已知并发症最多的一种疾病。临床数据显示,糖尿病发病后10年左右,将有30%~40%的患者至少会发生一种并发症,且并发症一旦产生,药物治疗很难逆转,因此,强调尽早预防糖尿病并发症。

根据发病的急缓和病理上的差异,可将其分为急性和慢性两大类。

急性并发症	糖尿病急性并发症包括糖尿病酮症酸中毒、高血糖高渗性状态、乳酸性酸中毒等,其发病原因主要是胰岛素活性重度缺乏及升糖激素不适当升高,导致血糖过高,而引起糖、脂肪和蛋白质代谢紊乱,以致机体水电解质和酸碱平衡失调。

慢性并发症　糖尿病慢性并发症主要包括：①大血管并发症，如脑血管、心血管和下肢血管的病变等；②微血管并发症，如肾脏病变和眼底病变；③神经病变，包括负责感官的感觉神经，支配身体活动的运动神经，以及司理内脏、血管和内分泌功能的自主神经病变等。

■ 避免得糖尿病并发症应注意什么?

糖尿病是一种慢性终身性疾病。当病情长期控制不良，可导致糖尿病的各种急、慢性并发症，而影响患者的生活质量。持久、全面地控制病情，可防止病情恶化和急性并发症的发生，也可减少或延缓慢性并发症的发生与进展。

糖尿病患者全面控制好病情，避免并发症的发生，应遵循"一、五、十"防治原则，即糖尿病治疗的 1 个目的、5 个措施和 10 项监测指标。控制高血糖不是糖尿病治疗的最终目的，而全面、良好地控制糖尿病的病情，预防、减少和延缓糖尿病急、慢性并发症及合并症的发生和发展，提高患者的生活质量才是其最终目的，即 1 个目的。5 个措施即对患者进行有关糖尿病知识的宣教、合理的饮食调节、适当的运动、必要的药物治疗和病情监测。10 项监测指标，即血压、体重、血糖、尿蛋白、糖化血红蛋白、血脂、眼底、肢体神经传导速度、心电图和胸部 X 线片。

早期干预糖调节受损并促使其逆转是预防糖尿病慢性并发症的关键之一。对于新发现的糖尿病患者，尤其是 2 型糖尿病患者，尽可能早地进行并发症

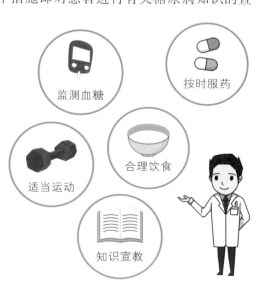

监测血糖　按时服药　适当运动　合理饮食　知识宣教

的筛查,以尽早发现和处理,是另一个关键。原则上,2型糖尿病患者应每年筛查一次,1型糖尿病患者如首次筛查正常,3~5年后应每年筛查一次。注意做好二级、三级预防,必须强调糖尿病治疗的全面达标。

■ 什么是糖尿病酮症酸中毒?

糖尿病患者,尤其是1型糖尿病患者,体内胰岛素严重缺乏,致使血糖升高,身体无法利用其作为能量来源。在这种情况下,体内脂肪分解过度,酮体产生过多,酮体既不能被有效地利用,又难以完全排出体外,在血液中大量蓄积,造成血酮水平升高。当酮体只是轻度增加时,身体通过调节,使血液酸碱度保持在正常范围,称为单纯性酮症。若酮体进一步增多,出现代谢性酸中毒,此时就发生了糖尿病酮症酸中毒。

糖尿病患者并发酮症酸中毒以后,原有的糖尿病症状常明显加重,多数患者表现为血压下降、显著的口渴、多饮、多尿、头昏、食欲减退、呼吸深快、气息中有烂苹果味儿。随着病情进一步发展,患者严重失水,尿量减少,皮肤弹性差,眼球下陷,脉搏细速,血压继续下降。至晚期时,各种反射迟钝甚至消失,患者嗜睡、神志不清甚至昏迷,如不及时抢救,可导致死亡。

■ 如何避免发生糖尿病酮症酸中毒?

糖尿病酮症酸中毒是糖尿病的急性并发症之一,其诱因有以下几方面:

1 急性感染:可以加重糖尿病,使血糖骤然升高而诱发糖尿病酮症酸中毒,高血糖又反过来促进感染恶化。

2 治疗方法不当:突然停用胰岛素或者胰岛素用量不足。

3 饮食控制失节。

4 应激情况:主要是外伤、手术等应激状态。

5 妊娠与分娩。

6 其他因素:如精神因素或长期服用皮质激素、受体阻滞剂等。

避免酮症酸中毒应做到以下几点:①定期检测血糖。由于糖尿病酮症酸中毒是由不稳定的血糖引起的,患者应定期检测血糖,并将血糖控制在正常范围内。特别是当出现其他并发症时,应检查血酮和尿酮体。当血糖水平异常且患者伴有恶心和食欲缺乏时,必须警惕糖尿病酮症酸中毒的发生,并及时就医。②多喝水。许多患者限制饮用水,以减轻他们的多尿症状,限制饮用水会加重患者的高渗状态,导致糖尿病酮症酸中毒,因此,患者应每天摄取足够的水,以预防糖尿病酮症酸中毒。③规律用药。患者应该定期服用药物,不要私自添加或减少药物,或私自停药,特别是那些使用胰岛素注射药物治疗的患者,必须坚持使用,只有按时使用药物,才能稳定患者的血糖,从而防止血糖波动,预防糖尿病酮症酸中毒发生。

■ 什么是糖尿病非酮症高渗性综合征?

糖尿病非酮症高渗性综合征的基本病因是胰岛素绝对或相对不足,在各种诱因作用下,血糖显著升高,引起渗透性利尿,使水和电解质大量丢失。由于患者有不同程度的肾功能损害和没能及时补充水分,使高血糖、脱水及高血浆渗透压逐渐加重,最后导致发病。患者有严重的高血糖、脱水、高血钠、血浆渗透压升高,但无明显的酮症酸中毒,常有意识障碍或昏迷。

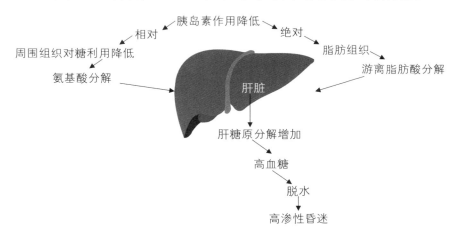

糖尿病非酮症高渗性综合征是一种严重的糖尿病急性并发症。与糖尿病酮症酸中毒不同的是,患者发病时,酮症和酸中毒一般不严重,但血糖和血浆渗透压很高,很容易发生昏迷。一旦发病,死亡率远高于糖尿病酮症酸中毒,特别需要引起警惕。发病年龄一般在60岁以上,发病时约有30%的患者不知道自己患有糖尿病。

■ 什么是糖尿病低血糖症?

糖尿病主要是以血液中葡萄糖含量过高为特征的代谢性疾病,而低血糖症则相反,是由各种原因引起的血糖下降,直到低于正常水平,可伴有或不伴有一系列交感神经兴奋和中枢神经功能紊乱的综合征,严重者可引起昏迷,甚至危及生命。

糖尿病低血糖症的病因可分为外源性因素和内源性因素。外源性因素低血糖主要包括药源性(胰岛素和口服降糖药)、剧烈运动、酒精(乙醇)和其他药物的影响。内源性因素低血糖主要包括肝脏疾病、肾衰竭、脓毒血症和其他内分泌疾病及免疫功能的影响等。

糖尿病低血糖症最重要的治疗原则是防重于治。预防主要包括健康教育、饮食调理、个体化治疗和合理使用降糖药物。要及时发现、有效治疗。

低血糖的五大症状

■ 糖尿病并发冠心病是怎么回事?

糖尿病是心血管疾病的主要危险因素,与非糖尿病患者比较,糖尿病患者患冠心病的风险增加2~4倍。糖尿病患者中冠心病的发病率相差很大,最高达55%。糖尿病并发冠心病时,冠状动脉粥样硬化更为广泛、严重,左心功能障碍及心脏事件发生率高,预后也更差。

糖尿病心血管疾病发病的原因是多因素的,有胰岛素抵抗、高胰岛素血症、高血糖、亚临床动脉硬化、心力衰竭、急性冠脉综合征及终末期肾病等多种因素的作用,发病机制极其复杂,是多种危险因素综合作用的结果,具体机制尚不明确。患者的临床表现多样,包括稳定型心绞痛、急性冠脉综合征、心肌梗死、心力衰竭、猝死等。患者可以表现为其中一种,也可能多种表现形式先后或同时存在。

糖尿病对冠心病的影响程度与血糖水平、病程长短及其他心血管危险因素密切相关。为了减少冠心病血管病变的发生及进展,降低心血管事件,血糖的控制非常重要。冠心病的其他危险因素,包括戒烟、他汀类调脂药物及血压的控制同样重要。美国心脏病学会与美国糖尿病学会分别发表了糖尿病患者心血管疾病及预防的科学公告,包括糖尿病患者心血管疾病危险程度的判断,生活方式的干预,血压、血脂、血糖的控制等。

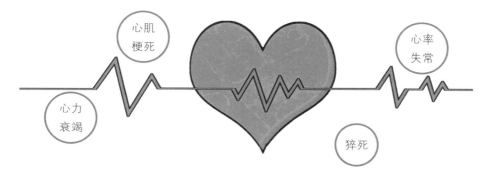

■ 糖尿病肾病是怎么回事?

糖尿病肾病是指糖尿病患者自身微血管病变引起的肾脏损害,临床上以出现持续性蛋白尿为主要标志。糖尿病肾病是糖尿病患者最重要的合并症之一,在我国的发病率亦呈上升趋势,已成为终末期肾脏疾病的第二位原因,仅次于各种肾小球肾炎。1型糖尿病患者肾脏疾病的发病率为33%～40%,2型糖尿病患者为20%～25%。1型糖尿病患者发生糖尿病肾病多在起病的 10 ~ 15 年,而 2 型糖尿病患者发生糖尿病肾病的时间较短,与年龄大、同时合并较多其他基础疾病有关。

糖尿病患者临床上出现肾脏损害应考虑糖尿病肾病,家族中有肾病患者,以及明显高血压、胰岛素抵抗、放射性核素肾动态显像肾小球滤过率明显过高或伴严重高血压者,为发生糖尿病肾病的高危因素。由于尿微量白蛋白筛查是临床诊断早期糖尿病肾病的主要线索,美国糖尿病协会建议,对于 1 型糖尿病患者,起病 5 年后就要进行尿微量白蛋白的筛查;而对于 2 型糖尿病患者,则在确诊糖尿病时同时检查。但是,一次检查阳性还不能确诊为持续微量白蛋白尿,需要在 3 ~ 6 个月内复查,如果 3 次检查中有 2 次阳性,则可确诊;如为阴性,则应每年检查一次。

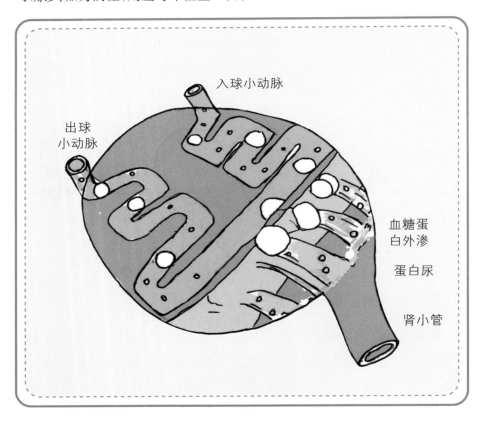

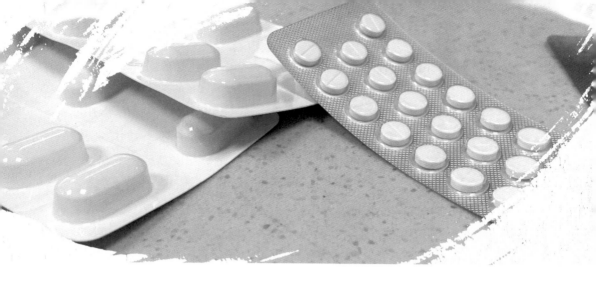

第二章 降糖药物介绍

■ 二甲双胍应该饭前服用还是饭后服用？

目前，二甲双胍是治疗 2 型糖尿病的首选药，并且被推荐为 2 型糖尿病的一线治疗药物。但研究显示，二甲双胍通过直接作用和间接作用可能会导致胃肠道发生一些不良反应。

直接作用	二甲双胍具有高度水溶性，它进入胃肠道后，会迅速溶解、释放。这样一来，胃肠道黏膜在短时间内受到大量的药物刺激，就容易出现恶心、呕吐、腹泻等不适。
间接作用	二甲双胍的作用机制可能会导致肠道菌群及其生活环境发生改变，直接影响肠道的消化、吸收、代谢等功能。

因此，不建议空腹时服用二甲双胍，可在饭后或吃饭时服用，以减轻胃肠道反应。其实，二甲双胍相关的胃肠道反应多出现在治疗后 10 周内，随着治疗时间的延长，大多数患者可逐渐耐受或症状消失。

■ 二甲双胍能不能嚼碎服用？

糖尿病患者大概都服用二甲双胍，并且对二甲双胍印象深刻，国内大大小小的二甲双胍生产厂家有上千家，不同生产工艺的二甲双胍有一个共同的特点,那就是药片大。很多人会想,药片太大,吞咽困难,能掰开服用或者嚼服吗? 答案是,不可以。目前二甲双胍的类型非常多,有普通片、肠溶片、分散片、口崩片、胶囊等,而且可以和几乎所有的口服降糖药物一起做成复方制剂,这就决定了二甲双胍的服用可能不仅仅是吃到肚子里那么简单。

肠溶制剂是在二甲双胍表面有一层特殊的外衣,使二甲双胍在胃内不会被溶解,到达肠道后才能够溶解释放。因此,肠溶片不能掰开、磨碎或者咀嚼服用,否则会破坏保护性外衣,导致药物过早释放,不仅会刺激胃黏膜,而且会使药物作用发挥得过早,作用的时间和要求的时间不一致,达不到服用肠溶片的效果。

缓释制剂不能掰开、磨碎或者咀嚼服用。通过缓释技术的加工,是为了药物发挥作用的时间更长,达到12~24小时,长时间控制血糖的效果。让二甲双胍缓慢吸收,发挥作用的时间长,是为了保持血糖的长期稳定。如果吸收过快,与其他降糖药物如胰岛素或者促胰岛素分泌剂合用,则有发生低血糖的可能。

那么,普通片就能掰开、磨碎或者咀嚼服用吗? 也不建议。因为,药物的作用时间就是在人体实验中按照整片服用的效果来确定的,一旦药片被破坏,药物的作用就不能保持说明书中所规定的时间,从而达不到要求的效果。

二甲双胍掰开、磨碎或者咀嚼服用,就不能和食物的吸收时间相吻合,从而达不到最好的治疗效果,因此,应该整片服用。

■ 服用完二甲双胍能喝酒吗?

二甲双胍与酒同服临床主要有以下两种情况:①如果糖尿病患者空腹饮用大量的酒,不建议口服二甲双胍。糖尿病患者空腹饮用大量的酒,其中的酒精可以抑制肝糖原输出、抑制糖异生,使出现低血糖的风险明显增加。如果此时口服二甲双胍,可以导致二甲双胍的降糖作用增强,出现严重低血糖的风险明显增加,与酒同服时,会增强二甲双胍对乳酸代谢的影响,易诱发乳酸性酸中毒。②如果糖尿病患者饮酒量少,同时正常进食主食,也可以正常口服二甲双胍,此时出现低血糖及乳酸性酸中毒的风险相对较小。

■ 二甲双胍功效较多，没有糖尿病也可以服用吗？

二甲双胍以其价格亲民、控糖效果良好、安全性较高等优势，在短短几十年里，成为2型糖尿病患者的一线治疗用药。近年来，二甲双胍被不断发现可用于减重、治疗多囊卵巢综合征、延缓衰老，甚至有可对抗癌症的作用机制，一时间成为人们口口相传的"神药"。但我们要清楚地认识到，所有药物都存在一定的不良反应，二甲双胍也不例外，主要包括以下两种。

1 胃肠道功能紊乱。二甲双胍会抑制消化系统对碳水化合物的吸收，出现恶心、腹泻等不良反应。

2 干扰人体对维生素B_{12}和叶酸的吸收。长期服用二甲双胍，可能造成维生素B_{12}缺乏，导致易疲劳、神经损伤等。

因此，我们不能盲从，要根据医生的建议合理用药。

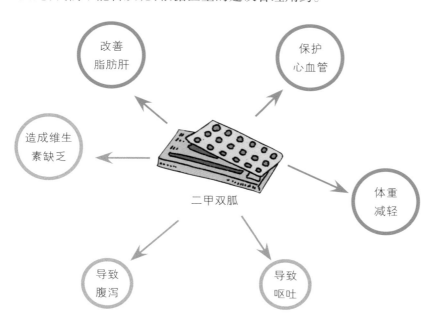

改善脂肪肝　保护心血管　造成维生素缺乏　体重减轻　导致腹泻　导致呕吐　二甲双胍

■ 哪些人不适宜服用二甲双胍?

二甲双胍作为口服降糖药中的王者,因其疗效确切、安全性高,被广泛应用,但有部分患者不适于服用二甲双胍,主要包括以下人群。

1 2型糖尿病伴有酮症酸中毒、肝肾功能不全(血清肌酐超过1.5mg/dL)、肺功能不全、心力衰竭、急性心肌梗死、严重感染和外伤、重大手术和临床有低血压及缺氧情况者。

2 糖尿病合并严重的慢性并发症,如糖尿病肾病、糖尿病眼底病变等。

3 静脉肾盂造影或动脉造影前。

4 酗酒者。

5 严重心、肺病患者。

6 维生素 B_{12}、叶酸和铁缺乏症患者。

7 全身情况较差的患者,如营养不良、脱水等。

■ 二甲双胍和二甲双胍缓释片有什么不同?

二甲双胍普通片

▶▶ **起效过程:**胃部溶出速度较快,因此对胃部的刺激相对较大,血药浓度的最大值出现在餐后。

▶▶ **服用方法:**通常起始剂量为0.5g,每日2次;或0.85g,每日1次,后每周逐渐加量,超过2.0g后,应每日分3次随餐服用。因口服半衰期短,生物利用度较低,常采用每日多次、大剂量服用,一般餐前15分钟到半小时服用。

▶▶ **疗效:**临床上使用超过50年,疗效稳定。对控制餐后血糖相对较好,也可降低空腹血糖。

▶▶ **不良反应**:胃肠道不良反应比较明显,约20%的患者发生过严重的不良反应。肠溶片剂虽可缓解胃肠道的不良反应,但不能减少每日服用次数。

二甲双胍缓释片

▶▶ **起效过程**:缓释片膨胀后,缓慢溶出,使所含药物恒定、持续释放,在较长时间内保持有效、稳定的血药浓度。

▶▶ **服用方法**:常用初始剂量为每次0.5g,每日1次,晚饭时与食物同服。此后,可根据病情逐渐加量,但每日不能超过最大剂量2.0g。如果每次服用2.0g,每日1次,对血糖的控制仍不满意,可考虑试用每次1.0g,每日2次。

▶▶ **疗效**:有研究发现,不同的患者经缓释片和普通片治疗后,空腹及餐后2小时血糖、糖化血红蛋白、总胆固醇、甘油三酯和高密度脂蛋白无明显差别;而缓释片组的低密度脂蛋白降低幅度较普通片组增大。这说明其对降低2型糖尿病患者的心血管风险具有实际的意义。同时,由于血药浓度稳定,对控制空腹血糖相对较好。

▶▶ **不良反应**:缓释片比普通片释放持久,这样前者不会对胃肠道产生较大的刺激。临床上确实有相当一部分患者在从普通片换到缓释片后,胃肠道症状明显改善。

■ 阿卡波糖、伏格列波糖和米格列醇的区别是什么?

三者均为α-葡萄糖苷酶抑制剂(AGI)。人体中除单糖可以直接由小肠上皮细胞吸收入血外,其余的糖均需要经α-葡萄糖苷酶水解转化成单糖才能利用,也就是说,如果抑制了α-葡萄糖苷酶的活性,就可以减少糖的吸收。α-葡萄糖苷酶抑制剂的结构类似于这些寡糖,能在寡糖与α-葡萄糖苷酶的结合位点与后者结合,可逆性或竞争性地抑制α-葡萄糖苷酶,抑制寡糖分解为单糖,从而延缓肠道对单糖,特别是对葡萄糖的吸收,使餐后血糖峰值渐渐变得低平、波动减小,明显降低糖化血红蛋白。

▶▶ 这3种药物最大的区别就是抑制酶谱不同。伏格列波糖主要抑制蔗糖酶和麦芽糖酶,并且对这两种酶的抑制活性远高于阿卡波糖,因其不影响淀粉酶,食物中的淀粉在小肠中转化为双糖,进入大肠的淀粉很少,故较少发生腹胀、排气增加等胃肠反应。

药物	麦芽糖	异麦芽糖	葡萄糖淀粉酶	蔗糖酶	α-淀粉酶	海藻糖酶	乳糖酶
阿卡波糖	+	+	+	+	+	−	−
伏格列波糖	+	+	−	+	−	−	−
米格列醇	+	+	+	+	+	+	+

▶▶ 在用法和用量方面,3种药物均需要在用餐前服用。如果在饭后服用,α-葡萄糖苷酶已经与碳水化合物相结合,或碳水化合物已被α-葡萄糖苷酶水解,药物将无法发挥降糖作用。

药物	用法	用量
阿卡波糖	餐前即刻整片吞服,或与前几口食物一起嚼服	起始剂量为每次50mg,3次/日 以后逐渐增加至每次100mg,3次/日 个别情况下,可增加至每次200mg,3次/日
伏格列波糖	餐前口服,服药后即刻进餐	通常成年人每次0.2mg,3次/日,疗效不明显时,经充分观察,可以将每次用量增至0.3mg
米格列醇	餐前口服,服药后即刻进餐	初始剂量:推荐剂量为25mg,3次/日 维持剂量:50mg,3次/日 最大剂量:100mg,3次/日

▶▶ 3种药物的禁忌证也有不同。

药物	禁忌	慎用
阿卡波糖	1.对列卡波糖和(或)非活性成分过敏者 2.伴有明显消化和吸收障碍的慢性胃肠功能紊乱患者 3.患有由于肠胀气而可能恶化的疾病(如Roemheld综合征、重度疝、肠梗阻和肠溃疡)的患者 4.有严重肾功能损害(肌酐清除率<25mL/min)的患者	未明确列出

(待续)

续表

药物	禁忌	慎用
伏格列波糖	1. 重度酮体症、糖尿病昏迷或昏迷前的患者 2. 严重感染患者、手术前后的患者或严重创伤者 3. 对本品成分有过敏史的患者	1. 正在服用其他糖尿病药物的患者 2. 有腹部手术史或肠梗阻史的患者 3. 伴有消化和吸收障碍的慢性肠道疾病的患者 4. Roemheld综合征、重度疝、大肠狭窄和溃疡等患者 5. 重度肝功能障碍的患者 6. 重度肾功能障碍的患者
米格列醇	1. 糖尿病酮症酸中毒患者 2. 炎性肠病、结肠溃疡、部分性肠梗阻、易感染性肠梗阻患者 3. 慢性肠道疾病伴有明显的胃肠功能失调，或进一步加重而出现肠胀气炎性肠病患者 4. 对该药物或其成分过敏者	肾损害：在肾损害患者中，米格列醇的血清浓度随着肾损害程度和肾功能的降低成比例上升。长期临床实验发现，伴有重度肾功能低下的糖尿病患者(血肌酐>2.0mg/dL)并没有得到控制。因此，对于这些患者不推荐使用米格列醇

总的来看，3种α-葡萄糖苷酶抑制剂(AGI)理论上的主要区别是抑酶谱不同。临床应用中，服用伏格列波糖的胃肠道反应较轻，可作为使用阿卡波糖或米格列醇胃肠道不耐受时的选择；米格列醇则无肝脏损害，肝功能不全时无须调整剂量。这3种药均可有效降低2型糖尿病患者的HbA1c水平和餐后2小时血糖水平，并且安全性好。

■ 服用阿卡波糖期间有哪些注意事项？

注意服用的最佳时机

阿卡波糖通过抑制食物中淀粉、糊精和双糖(如蔗糖)的吸收，而对进食碳水化合物后出现的血糖升高有较好的作用，对只进食脂肪、蛋白质后出现的高血糖无效。因此，在服用阿卡波糖时，需要注意服用时间。一般来说，阿卡波糖应在开始进餐时，与第一口主食一起嚼服；若进食前过早服用，药物尚未起作用就很快从肠道排出；若进餐后服用，碳水化合物已占据α-葡萄糖苷酶的位点,小肠黏膜上已没有可与阿卡波糖相结合的α-葡萄糖苷酶,药物就无法发挥作用。因此,如果糖尿病患者在进食后发现自己忘记服用阿卡波糖,再补服已经没有效果了。当然,空腹服用阿卡波糖也是无效的,或效果不明显。

饮食要定时定量,不要随意加餐

因服药期间碳水化合物(糖类)在小肠内分解、吸收及停留时间延长,进入结肠的碳水化合物增加,导致肠道细菌酵解产气增多,会出现胃肠胀气和肠鸣音亢进,偶有腹泻和腹胀,极少见腹痛。长期应用阿卡波糖可增加α-葡萄糖苷酶的活性,减少进入结肠并被结肠细菌酵解的碳水化合物数量,从而减少肠道的不良反应。因此,糖尿病患者要控制饮食中碳水化合物的量,做到定时定量,不要随意加餐,以减少因服用阿卡波糖而导致的腹胀、腹泻、腹痛等不良反应。

加强血糖监测,随血糖情况调整剂量

阿卡波糖主要的不良反应是腹胀,所以在服用阿卡波糖的早期,从小剂量开始逐渐加量,是减少不良反应的有效方法。因此,糖尿病患者在服用阿卡波糖时,应注意监测血糖,根据血糖的控制情况调整剂量,使身体逐步耐受。值得注意的是,就算服用阿卡波糖后血糖已控制良好,也要定期监测血糖。

出现低血糖时要注意

单用阿卡波糖本身不会引起低血糖,但使用单一口服降糖药进行治疗时,经常无法持续获得良好的血糖控制,所以在临床上,很多2型糖尿病患者需要长期联合应用两种、多种口服降糖药或胰岛素及胰岛素类似物。由于阿卡波糖可减缓多糖分解的速度,因此,当阿卡波糖联合其他药物治疗的患者出现急性低血糖时,不能使用蔗糖和富含碳水化合物的食物,而应该直接给予葡萄糖口服或静脉注射来纠正低血糖,否则一旦延误抢救时间,后果可

能很严重,应该引起警惕。说得简单点儿,当阿卡波糖与其他药物联用发生低血糖时,应立即给予葡萄糖口服或静脉注射,吃饼干或者糖果无效,应该予以注意。

■ 长期服用阿卡波糖会对身体有危害吗?

阿卡波糖是国内外治疗糖尿病的一线用药,主要通过延缓碳水化合物(主食)转变为葡萄糖,最终延缓消化道对葡萄糖的吸收,而降低餐后血糖。阿卡波糖在肠道内吸收甚微,通常无全身毒性反应,但肝、肾功能不全者应慎用,胃肠功能紊乱者、孕妇、哺乳期女性和儿童禁用。1型糖尿病患者不宜单独使用。任何药物长期服用都会对身体产生影响,关键在于权衡用药利弊,遵从医嘱,定期复查。

阿卡波糖具有很强的安全性

在中国人的饮食结构中,碳水化合物(主食)占有很大的比例,所以阿卡波糖是非常符合中国糖尿病患者饮食习惯的一款口服降糖药,长期服用不会导致低血糖,也不会增加体重。其主要在消化道内发挥作用,极少吸收进入血液,所以很少与其他药物发生相互作用,长期服用安全性良好。阿卡波糖仅有2%进入血液循环,因此对肝、肾的损伤非常小,仅有极少数人会出现肝功能异常。单独使用阿卡波糖降血糖时,几乎不会引起低血糖反应。

阿卡波糖的一些不良反应

开始服用阿卡波糖时,可能会出现胃胀、腹痛、胃肠痉挛、顽固性便秘、排气增多等消化道症状,这与药物在小肠内停留时间过长、被肠道细菌分解而产气增多有关,随着服药时间的延长,这些症状都可以缓解。常有胃肠胀气和肠鸣音,偶有腹泻,极少见有腹痛。如果不控制饮食,则胃肠道的不良反应可能加重。如果控制饮食后仍有严重不适的症状,应咨询医生以便暂时或长期减小剂量。个别病例可能出现诸如红斑、皮疹和荨麻疹等皮肤过敏反应。

长期服用阿卡波糖的一些危害

长期服用阿卡波糖可能引起肝功能异常,如转氨酶短暂升高,这时,在医生的指导下停药,或对症处理后,即可恢复正常。但是,"是药三分毒",任何药物服用时间长了,肯定都会有一些不良反应,影响身体的肝、肾功能,产生耐药性,起不到原有的药物效果,所以,一定要定期复查,根据情况更换药物。

■ 格列苯脲能长期服用吗?

格列苯脲是第三代磺酰脲类口服降糖药,属于长效制剂。其降糖作用是通过刺激胰岛 β 细胞分泌胰岛素,增加体内的胰岛素水平,从而降低血糖。其主要适用于采用调节饮食、运动疗法和减轻体重的方法均不能充分控制血糖的 2 型糖尿病的治疗。不适用于 1 型糖尿病(例如,有酮症酸中毒病史的糖尿病患者的治疗)、糖尿病酮症酸中毒或糖尿病前驱昏迷的治疗。由于格列苯脲属于长效制剂,因此一般建议每日只服用 1 次。这种服药要求增加了患者的依从性,对一些经常漏服药物的老年患者来说非常方便,特别适合病程较长,以及空腹及餐后血糖均高的 2 型糖尿病患者。而且,格列苯脲具有良好的心血管安全性,对血糖的控制较为稳定,低血糖风险低。正常情况下,应用格列苯脲是一种长期治疗,然而,严重肝肾功能不全的糖尿病患者禁用。

■ 格列本脲、格列苯脲、格列齐特、格列吡嗪、格列喹酮有什么区别?哪种更好?

格列喹酮、格列吡嗪普通剂型属于短效制剂;格列苯脲、格列吡嗪控释剂、格列齐特、格列齐特缓释片、格列本脲为中长效制剂,作用时间较长。以餐后血糖升高为主的患者,宜选用短效制剂;以空腹血糖升高为主的患者,或者空腹、餐后血糖均高者,宜选用中长效制剂。

格列齐特、格列苯脲因其特殊的结构,不仅可以降血糖,还能改变血小板功能,使血小板的黏附力减弱,对糖尿病患者容易凝血和有血管栓塞倾向的问题可能有益,更适用于糖尿病合并动脉粥样硬化、心肌梗死、脑梗死的患者。

中长效制剂	短效制剂
格列苯脲	格列吡嗪
格列吡嗪控释剂	格列喹酮
格列齐特	
格列齐特缓释片	
格列本脲	

空腹血糖也升高时,中长效制剂很适用哦!

饱腹后血糖上升时适合使用短效制剂。

■ 格列苯脲什么时候服用效果最好? 能嚼碎服用吗?

由医生根据患者当前的生活方式决定给药的时间和分布。一般每天一次服用即可,建议早餐前立即服用。若不吃早餐,则于第一次正餐前立即服用。服药后不要漏用餐是非常重要的。应整片吞服,不要咀嚼或者嚼碎后服用。在应用格列苯脲的过程中,需要注意定期测定血糖和尿糖水平,另外,建议定期测定糖化血红蛋白。如果发生漏服,不得采用之后服用更大剂量药物的做法来纠正,否则可能会发生低血糖等不良反应。

■ 格列苯脲和二甲双胍能同时服用吗?

格列苯脲和二甲双胍属于不同作用机制的降糖药物。格列苯脲属于磺酰脲类降糖药,通过刺激胰岛 β 细胞分泌胰岛素而发挥作用。二甲双胍属于双胍类降糖药,通过抑制肝糖原输出、改善外周组织对胰岛素的敏感性、增加对葡萄糖的摄取和利用而降低血糖。这两种作用机制不同的降糖药合用,可使血糖的下降更加平稳、有效。

■ 格列苯脲对肝肾功能影响大吗? 服用时需要注意什么?

格列苯脲对肝脏有一定的损伤,可引起肝炎、肝酶升高、胆汁淤积和黄疸,可能发展成危及生命的肝衰竭,但可在格列苯脲片停药后恢复。需要定期监测肝功能的变化。对于重度肝损伤的患者,应改用胰岛素,在治疗的最初几周,低血糖的风险可能增加,有必要严密监测。对于肾的影响不大,但是肾功能不好的患者应谨慎使用。

■ 听说磺酰脲类降糖药还分为一代、二代和三代,我们该怎么选择用药?

第一代	甲苯磺丁脲、氯磺丙脲:因其容易引起严重的低血糖和其他不良反应,目前临床应用极少。
第二代	格列本脲、格列吡嗪、格列喹酮、格列齐特:降糖作用迅速、持久、安全、依从性强。
第三代	格列苯脲:降糖作用强,不良反应小。

目前,国内临床主要应用第二代磺酰脲类药物。

各种磺酰脲类药物存在作用强度的差别,以格列本脲最强。但是,格列本脲有严重的低血糖反应,因此,老年患者特别是伴有心血管疾病的患者不宜使用格列本脲。新型磺酰脲类药物的低血糖发生率相对较低,如第二代的格列喹酮、第三代的格列苯脲,低血糖风险比第一代的氯磺丙脲发生率低。

轻至中度肾功能不全患者推荐使用格列喹酮,因格列喹酮是磺酰脲类药物中唯一主要经肝脏排泄的药物,极少经肾脏排泄。格列齐特可用于有视网膜病变、肾脏病变的患者,除降糖外,其还具有减少血小板聚集、降低血脂及血黏度、改善微循环、预防血管硬化的作用,比较适合糖尿病合并心血管并发症的患者。依从性较差的患者,可选用每天服用1次的磺酰脲类制剂,如格列苯脲、格列齐特缓释片和格列吡嗪控释片。

■ 什么是胰岛素增敏剂?

胰岛素增敏剂又称为"胰岛素增敏因子",能显著改善胰岛素抵抗,增强胰岛素的敏感性,促进胰岛素充分利用,刺激体内葡萄糖的吸收,从而达到降低血糖的目的。胰岛素增敏剂被广泛应用于2型糖尿病的治疗,其常见的代表药物为噻唑烷二酮类(TZD)药物,如罗格列酮、吡格列酮,可空腹或进餐时服用。此类药物适用于胰岛功能尚存、仅敏感性降低的患者,不适用于1型糖尿病患者。胰岛素增敏剂与双胍类、磺酰脲类药物或胰岛素合用可进一步改善血糖控制,单独使用不会引起低血糖。

■ 服用格列酮类降糖药有什么不良反应吗? 使用时需要注意什么?

常见的不良反应为体重增加和水肿,还可引起贫血和骨折。胰岛素增敏剂单独使用时一般不会导致低血糖,但是与胰岛素或者促胰岛素分泌剂,如格列苯脲、格列齐特联合使用,会增加低血糖出现的风险。

注意事项:

1 该类药物的作用机制是在胰岛素存在的前提下才可发挥作用,故不可用于治疗1型糖尿病或者糖尿病急性并发症患者。

2 使用胰岛素增敏剂前必须常规检测肝功能,对有肝病或肝功能损害者不宜使用。

3 所有服用胰岛素增敏剂者必须定期检测肝功能。

4 胰岛素增敏剂与其他口服降糖药或胰岛素联合应用时,有发生低血糖的可能,可根据患者实际的血糖情况酌情调整合用药物的剂量。该类药物与胰岛素联合应用时,可减少胰岛素的用量。

5 有肾功能损害的患者单用胰岛素增敏剂时无须调整剂量。

6 老年患者服用胰岛素增敏剂时无须因年龄而调整使用剂量。

7 合并多囊卵巢综合征的患者,使用胰岛素增敏剂治疗后,有潜在的受孕可能。

8 Ⅰ、Ⅱ级心力衰竭患者慎用。

■ 哪些患者可以服用格列酮类降糖药？哪些人不能服用？

胰岛素增敏剂对于大多数 2 型糖尿病患者均有效，尤其适用于肥胖、胰岛素抵抗明显的患者。心肌梗死、心绞痛、重度贫血的患者，以及心功能不全、肺功能或肾功能障碍的患者禁用。

■ 格列酮类降糖药什么时候服用最好？

该类药物起效较慢，一般需服用 4 周以后疗效才会最好。这类药物饭前还是饭后服用对药效没有什么影响。例如，罗格列酮的开始剂量为每次 4mg，每日 1 次，经 2 周治疗后，若空腹和餐后血糖控制不理想，可加量，最大推荐剂量为 8mg/d，每日 1 次或分 2 次口服。

> 格列酮类降糖药服药与进食无关。

吡格列酮的开始剂量为 15mg，每日 1 次，经 2 周治疗后，如降糖效果不理想，剂量可加至 15mg，每日 2～3 次。服药与进食无关。可单独或与其他类口服降糖药、胰岛素联合应用。

■ 列汀类药物种类很多，应如何选择？

糖尿病是一种常见的慢性疾病，往往会给患者的生活带来很多影响，在很大程度上降低患者的生活水平，现已成为对人类健康危害较大的主要疾病之一。具有良好安全性和耐受性的列汀类药物的应用给 2 型糖尿病的治疗带来了新的希望。

我们常说的列汀类药物属于二肽基肽酶-4 抑制剂，即 DPP-4 抑制剂。在人的肠道中会生成一种名为肠促胰岛素的多肽激素，肠促胰岛素具有促进胰岛素分泌的作用，主要包括胰高血糖素样肽-1（GLP-1）和葡萄糖依赖性促胰岛素分泌多肽（GIP）。DPP-4 是一种细胞表面的丝氨酸蛋白酶，在肠道中表达最高，可以灭活多种生物活性肽，其中就包括 GLP-1 和 GIP。所以，DPP-4 抑制剂主要是通过使 DPP-4 失活，从而降低对 GLP-1 的分解，通过提高GLP-1的水平来促进自身胰岛素的分泌,最终达到控制血糖的目的。

目前,在世界范围内有多种列汀类药物上市,主要包括西格列汀、维格列汀、沙格列汀、阿格列汀、利格列汀等。在各自的治疗剂量下,这几种药物对DPP-4的抑制率大体相似:口服生物利用度均比较高,并且不受进食的影响;吸收快,达峰时间通常在1~2小时。维格列汀每日2次给药,西格列汀、沙格列汀、阿格列汀、利格列汀都是每日1次给药。

在这几种列汀类药物中,利格列汀通过肝脏循环排泄,其他列汀药物主要通过肾脏排泄,所以,肝肾功能不全患者使用利格列汀时无须调整剂量,肾功能不全患者使用其他列汀类药物治疗之前应评估肾功能,根据肾的损伤程度酌情调整剂量,并在开始治疗后进行定期评估。肝功能不全患者在使用利格列汀、沙格列汀和西格列汀时无须调整剂量。在开始阿格列汀治疗之前,推荐评估患者的肝功能谱,肝功能检查结果异常的患者应慎重开始应用阿格列汀治疗。肝功能不全的患者,包括开始给药前血清丙氨酸氨基转移酶,或血清天门冬氨酸氨基转移酶大于正常值上限3倍的患者,不能使用维格列汀。

美国食品药品监督管理局(FDA)的安全审查发现,沙格列汀和阿格列汀可能会增加患者心力衰竭的风险,特别是心脏或肾脏疾病患者。因此,对这类患者来说,选择这两种药物要慎重,或者尽量避开,选择其他列汀类药物。

■ 使用列汀类药物时要注意什么?

列汀类药物是一种十分安全有效的降糖药,目前在国内外都非常受重视,具有增加降糖激素和减少升糖激素的双重作用,常常和二甲双胍联合应用。虽然列汀类的药物安全性比较高,但在应用时我们还应该注意以下几点。

1 目前没有在妊娠女性患者中进行充分和对照良好的研究,列汀类药物在妊娠女性患者中使用的安全性未知,因此,不建议妊娠女性患者使用。

2 不推荐18岁以下患者使用。

3 肾功能不全患者使用利格列汀时无须调整剂量,使用其他列汀类药物时应根据肾的损伤程度酌情调整剂量。

4 肝功能异常的患者应用阿格列汀治疗应慎重。肝功能不全的患者,包括开始给药前血清丙氨酸氨基转移酶或血清天门冬氨酸氨基转移酶大于正常值上限3倍的患者,不能使用维格列汀。

5 对于1型糖尿病和糖尿病酮症酸中毒的有效性尚未确定,故不用于1型糖尿病或糖尿病酮症酸中毒的患者。

6 甘油三酯较高的患者应避免使用列汀类药物。甘油三酯高本就容易引发胰腺炎,而已有试验表明,服用列汀类药物治疗的患者发生胰腺炎的风险升高,所以,当患者血脂异常时,应尽量避免使用列汀类药物。在服用列汀类药物的过程中,如果怀疑发生急性胰腺炎,应马上停用,并采取适当的治疗措施。

7 已知磺酰脲类药物会引起低血糖。接受列汀类与磺酰脲类联合治疗的患者被认为有发生低血糖的风险。因此,可以考虑使用较低剂量的磺酰脲类药物来降低低血糖的发生风险。

■ 恩格列净、卡格列净和达格列净有什么区别?应如何选择?

恩格列净、卡格列净和达格列净属于钠-葡萄糖协同转运蛋白-2抑制剂,即SGLT-2抑制剂。这是一类新型抗糖尿病药物,不论单药还是联合用药,都具有非常确凿、有效的降血糖效果。其具有高选择性和特异性,通过抑制肾脏对葡萄糖的重吸收,使过量的葡萄糖从尿液中排出,从而达到降低血糖的目的。这类药物可以和所有降糖药物联合应用,具有独特的不依赖于胰岛素分泌的降糖途径。

列净类药物降低糖化血糖蛋白的幅度为0.5%~1%,降低收缩压3~5mmHg(1mmHg≈0.133kPa),降糖的疗效与二甲双胍相当,但目前没有关于三者降糖效果的比较。在心血管方面,列净类药物都可以降低心血管死亡、心肌梗死及脑卒中的发生风险,其中恩格列净和卡格列净效果相当,均强于达格列净。三者在降低血压、血脂和尿酸方面也相差不大。对于肾病新发或者恶化的风险,三者相差也不大。在体重减轻方面,有试验表明,恩格列净平均降低1.84kg,达格列净降低2.10kg,卡格列净降低2.81kg,卡格列净降低体重作用最强。三者均有增加生殖器感染的风险,且女性多于男性。在尿路感染方面,卡格列净和恩格列净在整体上不增加尿路感染的发生风险,而达格列净感染的风险会大一些。另外,在服药方面,达格列净和恩格列净在餐前或者餐后均可服用,而卡格列净需要在第一次正餐前口服。

■ 使用几种列净类药物时要注意什么?

列净类药物不仅具有降低血糖的作用,同时也可以降低血压、尿酸水平,减少蛋白尿排泄,减轻体重,对心肾也有一定程度的保护作用,因此,很多糖尿病患者都想尝试使用。那么,在使用这类药物时我们应该注意什么呢?

1 不推荐18岁以下患者使用。

2 不建议用于1型糖尿病患者或糖尿病酮症酸中毒患者的治疗。

3 在开始使用本品治疗前,建议评估患者的肾功能,并在治疗开始后定期进行评估。对于肾功能不全的患者,当肾小球滤过率(eGFR)持续低于45mL/(min·1.73m^2)时,不建议使用本品。eGFR低于30mL/(min·1.73m^2)的患者禁止使用本品。

4 轻至中度肝损害患者无须调整剂量。目前没有在重度肝损害患者中开展临床研究,故不推荐重度肝损害的患者使用。

5 使用列净类药物时应大量喝水、排尿,以预防尿路感染,如果发生严重的尿路感染,应及时停药,寻求医疗建议。

6 卡格列净与截肢风险的增加有关,因此要做好足部护理,监测新的疼痛或压痛、疮或溃疡、腿部或足部的感染,并在出现此类症状或体征时立即就医。

7 列净类药物可增加生殖器真菌的感染风险。有慢性或复发性生殖器真菌感染病史的患者更可能发生生殖器真菌感染,用药时应根据需要进行监测和治疗。

8 在使用列净类药物期间,如果发生酮症酸中毒的症状(包括恶心、呕吐、腹痛、疲倦和呼吸困难),须立即停药就医。

■ 服用恩格列净后,为什么尿常规中的葡萄糖会出现"+"号?

正常生理情况下,在肾脏中每天大约有170 g葡萄糖经过肾小球滤过到肾小管中,之后,这些葡萄糖又会全部被重吸收。当血糖浓度达到10mmol/L(肾糖阈)时,葡萄糖会渗漏到尿液中。超过肾糖阈越多,从尿液中排出的葡萄糖就越多。而滤过到肾小管中的葡萄糖被重吸收,回到血液循环中,需要通过钠-葡萄糖共转运蛋白(SGLT)的作用。SGLT主要包括SGLT-1至SGLT-6,其中,分布在近段肾小管管腔侧壁细胞上的SGLT-2负责肾小管中近90%的葡萄糖重吸收,分布在远段肾小管的SGLT-1负责10%的葡萄糖重吸收。列净类药物属于SGLT-2抑制剂,通过抑制SGLT-2的作用,抑制葡萄糖重吸收,降低肾糖阈,促进葡萄糖在尿液中的排泄,从而降低血液循环中的葡萄糖水平。因此,在服用列净类药物后,尿常规中的葡萄糖往往呈阳性,出现"+"号。

■ 列净类药物与诺和力(利拉鲁肽)相比,哪一种减肥效果更好?

肥胖是机体多种代谢异常的根源,所以肥胖患者要积极减重。2型糖尿病肥胖患者的减肥方式首先是生活干预,应控制饮食、多运动。在药物方面,除了二甲双胍外,安全性比较高的降糖减肥药只有两大类:口服药SGLT-2抑制剂和针剂GLP-1受体激动剂。

SGLT-2抑制剂(恩格列净、卡格列净、达格列净)通过抑制负责肾小管中近90%的葡萄糖重吸收,减少滤过葡萄糖的重吸收,降低葡萄糖的肾糖阈,将多余的糖从尿液中排出,从而达到降低血液循环中葡萄糖水平的目的。列净类药物可以用于肥胖和非肥胖的糖尿病患者,有明显的降糖、减重、保护心肾的作用。

GLP-1受体激动剂包括每日一次的诺和力和每周一次的度拉糖肽、司美格鲁肽等,可活化GLP-1受体。GLP-1受体是一类膜结合细胞表面受体,在胰岛β细胞中通过刺激性G蛋白Gs,与腺苷酸环化酶耦联。当葡萄糖浓度升高时,GLP-1受体激动剂可以增加细胞内的环磷腺苷,从而导致胰岛素释放。当血糖浓度下降并趋于正常时,胰岛素分泌减少,还可以葡萄糖依赖性地减少胰高糖素分泌。GLP-1受体激动剂具有明显的降糖、减重作用。其中,诺和力说明书中的"适应证"一栏写明可用于治疗BMI>27kg/m²合并至少一项肥胖并发症的患者,或者BMI>30kg/m²的单纯性肥胖患者。

SGLT-2抑制剂与GLP-1受体激动剂均具有减重的作用,但根据临床用药观察,由于个体差异化,每个人用药后的减重情况不同,有些患者表示服用列净类药物减重效果更好,而有些患者则对GLP-1受体激动剂比较敏感。因此,建议患者听从医生的建议合理用药。

■ 服用达格列净后出现尿路感染怎么办?

达格列净是一种SGLT-2抑制剂,通过抑制负责肾小管中近90%的葡萄糖重吸收的SGLT-2,减少滤过葡萄糖的重吸收,降低葡萄糖的肾阈值,将多余的糖从尿液中排出,从而达到降低血液循环中葡萄糖水平的目的。由于葡萄糖要从尿液中排出,而很多细菌喜欢这种含糖的环境,所以含有糖分的尿液就成了细菌的培养基。由于女性尿道和生殖道的解剖结构宽而且短,容易发生感染,一旦接触含糖的尿液,在机体抵抗力低下的情况下,发生感染的可能性就会提高。

在服用列净类药物时,要多喝水、多排尿,每天至少饮用2000mL的水,并做好外阴的清洁,尽量避免尿路感染的发生。定期进行尿液检查,如果尿液检查显示感染,建议及时就医,进行抗感染治疗。如果出现反复感染,建议停止使用列净类药物。

■ 什么是胰岛素? 根据作用时间如何分类?

胰岛素由 A、B 两个肽链组成。人胰岛素 A 链有 11 种共 21 个氨基酸,B 链有 15 种共 30 个氨基酸,共有 16 种共 51 个氨基酸。不同种族的胰岛素功能大同小异,结构上稍有区别。

胰岛素根据作用时间可以大致分为以下几类。

超短效	注射后 15 分钟起作用,高峰浓度 1～2 小时。门冬胰岛素、赖脯胰岛素属于此范畴。
短效(速效)	注射后 30 分钟起作用,高峰浓度 2～4 小时,持续 5~8 小时。生物合成人胰岛素属于此范畴。
中效(低鱼精蛋白锌胰岛素)	注射后 2～4 小时起效,高峰浓度 6～12 小时,持续 24～28 小时。预混胰岛素是将短效与中效预先混合,可一次注射,并且起效快(30 分钟),持续时间长达 16～20 小时。预混胰岛素属于中效胰岛素的范畴。
长效(鱼精蛋白锌胰岛素)	注射后 4～6 小时起效,高峰浓度 4～20 小时,持续 24～36 小时。甘精胰岛素、德谷胰岛素属于此范畴。

■ 胰岛素的正确保存方法是什么?

胰岛素是一种生物制剂,所以应该保存在相应的温度条件下,以防发生分解和变质。研究证实,胰岛素的分解速度会随着温度的升高而加快,所以未开封的胰岛素应该储存在 2～8℃ 的冰箱中,开封使用过的胰岛素应该在常温下保存。有研究发现,开封放置的时间越长,胰岛素被细菌污染的概率越高,所以,胰岛素开封后应该尽量在 30 天内使用完,最好是在 7 天内使用完。此外,胰岛素应该避免放置在超过 30℃ 的环境中,当温度超过 30℃ 时,胰岛素会快速降解,同时,胰岛素应该避免在阳光下暴晒。当患者夏天到医院开胰岛素时,我们建议患者事先准备两瓶冰水,将胰岛素和冰水一起放到避光的容器中带回家,然后立即放入冰箱冷藏。

■ 胰岛素注射的正确方法是什么?

目前在临床上胰岛素的注射方式主要是胰岛素笔注射,不管是在家中还是在临床上,这都是最常用的注射方式。很多糖尿病患者及其家属都需要在自己的家中长期进行胰岛素注射的操作,下面我们就来介绍一下胰岛素注射的正确方法。

注射前准备

▶▶ **检查:**糖尿病患者在胰岛素注射前应当准备好卫生棉球、胰岛素注射器和胰岛素。同时,核对胰岛素的剂型,要确保胰岛素外观无破损、无过期。

▶▶ **排气:**注射前,应当将注射器内部的气体排净,排气方法是将注射器针尖朝上,轻推注射,直至注射器针头部位出现饱满的胰岛素液滴悬挂。若是注射器排气不够充分,容易导致注射的胰岛素剂量不准,从而使胰岛素的注射达不到理想效果。需要注意的是,如果胰岛素保存在低温环境中,在注射时,应提前将胰岛素从低温环境中拿出来,放置于室温下,等胰岛素的温度恢复到室温下再进行注射。

注射步骤

▶▶ **洗手:**注射前应将双手清洗干净,避免感染。

▶▶ **选择注射部位:**胰岛素注射一般选择有皮下脂肪层且神经分布相对较少的区域,如腹部、大腿前外侧、上臂外侧和臀部上部区域等。应该注意的是,注射部位应该按一定的周期进行轮换。

▶▶ **清洁皮肤:**注射前,应该用酒精棉球擦拭注射部位周围进行消毒,待酒精挥发完,再进行注射。需要注意的是,不可用碘酊进行消毒,因为碘会与胰岛素发生反应。

▶▶ **注射:**注射时应选择合适的针头和注射角度,目前大多数情况下都是使用4mm或5mm的超细、超短型针头，这种针头的好处在于注射过程中无须捏起皮肤，注射角度垂直向下。但是，每位糖尿病患者的个人情况不同，若是患者体型偏瘦，或是使用超过5mm的针头，则需要用大拇指和食指捏起皮肤，同时将针头以90°角垂直注射到皮层中。注射完毕后，不要直接拔出针头，应保证在注射部位停留5～10秒，以促进胰岛素更好地吸收。注射胰岛素后应该避免剧烈运动，因为剧烈运动后，胰岛素的吸收速度会变快，可能导致低血糖的发生。

■ 什么是GLP-1？它与胰岛素有什么区别？

GLP-1称作肠促胰岛素，是人体内的一种肠源性激素，在进食后，该类激素可促进胰岛素分泌，发挥葡萄糖浓度依赖性降糖作用。肠促胰岛素主要由GLP-1和GIP组成，其中GLP-1在2型糖尿病的发生和发展中起着更为重要的作用。早在20世纪60年代，麦金太尔和埃尔里克等就发现，口服葡萄糖对胰岛素分泌的促进作用明显高于静脉注射，这种额外的效应称为"肠促胰岛素效应"，而珀利等进一步研究证实，这种"肠促胰岛素效应"所产生的胰岛素占进食后胰岛素总量的50%以上。GLP-1具有保护β细胞的作用，可作用于胰岛β细胞，促进胰岛素基因的转录、胰岛素的合成和分泌，并可刺激胰岛β细胞的增殖和分化，抑制胰岛β细胞凋亡，增加胰岛β细胞的数量。此外，GLP-1还可作用于胰岛α细胞，强烈地抑制胰高血糖素的释放，并作用于胰岛δ细胞，促进生长抑素的分泌，生长抑素又可作为旁分泌激素参与抑制胰高血糖素的分泌。研究已证实，肠促胰岛素以葡萄糖浓度依赖性方式促进胰岛β细胞分泌胰岛素，并减少胰岛α细胞分泌胰高血糖素，从而降低血糖。除此之外，GLP-1还具有许多其他生物学特性及功能，例如，GLP-1可能发挥降脂、降压作用，从而对心血管系统产生保护作用；它还可通过作用于中枢增强学习和记忆功能，保护神经。

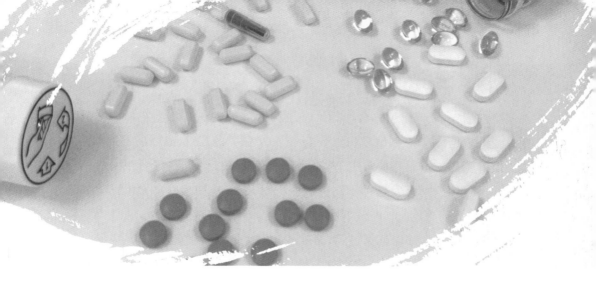

第三章 不同人群的降糖药物选择

■ 糖尿病患者突然发现自己怀孕了怎么办，还能服用降糖药吗？

对于有妊娠糖尿病的女性患者来说，有一个问题就是妊娠期间是否该停止服用降糖药，因为"是药三分毒"。但是，如果停止服用降糖药，血糖就可能飙升。这时是应该继续服药，还是停止服药呢？

我们首先需要衡量一下服药的利弊。孕妇本身患有糖尿病，已经进行了药物治疗，单纯通过控制饮食和加强运动并不能使血糖水平达标，如果停服降糖药，血糖水平肯定会升高。再加上妊娠期间孕妇体内激素水平的变化，使孕妇本身容易出现高血糖的状态，就会导致其血糖更加难以控制。高糖状态易导致妊娠期高血压、羊水过多、早产、产褥期感染、产后出血等严重后果，除了影响孕妇的身体健康，还容易导致巨大儿、胎儿畸形、早产、新生儿低血糖等严重并发症，必须引起足够的重视。所以，糖尿病患者在妊娠期间既不能随意停药，但也不能随意服药，应在专科医

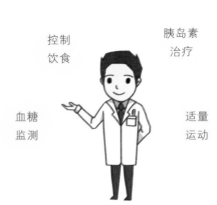

控制饮食　　胰岛素治疗

血糖监测　　适量运动

生的指导下,寻求可靠合理的治疗方案。

根据《中国2型糖尿病防治指南(2020版)》的建议,妊娠期不推荐使用口服降糖药。口服降糖药用于妊娠期糖尿病仍缺乏长期安全性的数据。孕妇在通过饮食治疗及运动不能控制血糖时,应积极使用胰岛素治疗。胰岛素属于大分子物质,其药效不通过胎盘,对胎儿健康没有影响。人胰岛素优于动物胰岛素。临床证据显示,速效胰岛素类似物赖脯胰岛素、门冬胰岛素和基础胰岛素、地特胰岛素在妊娠期使用是安全有效的。最符合妊娠糖尿病患者生理要求的胰岛素治疗方案为基础胰岛素联合餐前超短效或短效胰岛素。由于妊娠期胎盘胰岛素抵抗导致的餐后血糖升高更为显著,因此,预混胰岛素应用存在局限性,不作为常规推荐。

■ 医生确诊孕妇得了妊娠糖尿病,宝宝会不会也有糖尿病? 患者还能生下健康的宝宝吗?

如果发现自己患有妊娠糖尿病,不必过于恐慌,保持良好的心态非常重要。只要做好妊娠期监测,在医生的指导下进行治疗,大部分妊娠糖尿病患者还是可以生下健康宝宝的。

治疗妊娠糖尿病,一方面要注意降血糖,另一方面还要考虑胎儿的需要。

饮食原则

妊娠糖尿病患者通过合理膳食,自觉控制膳食的摄入量,使摄入的膳食既能满足妊娠期母儿发育所需的营养物质,又能进一步合理控制血糖水平,避免血糖升高而危害母儿安全。除了不能吃甜食以外,其他的食物都可以吃,关键是要控制食物的质和量,以及进餐的时间。蔬菜类原则上可以放开食用,想吃多少就吃多少,蛋白质的摄入要适量、不过量,可以适当进食奶制品或蛋类;要控制的主要是碳水化合物类,包括主食、点心和含糖饮料。吃饭不要吃十分饱,吃八分饱就差不多了,每天除三餐外,两餐中间各加餐一次,三大餐、三小餐,共6餐,这样有利于血糖水平和糖尿病病情的控制。最好戒掉甜点和含糖饮料,水果也不能多吃,要吃的话,尽量吃含糖量低的水果,比如苹果、柚子、猕猴桃等。

运动控制

合理适量的运动既能消耗一定量的血糖,又能增加孕妇体内胰岛素的敏感性,对维持血糖水平的稳定和控制糖尿病病情有重要作用,因此,应尽量保证每天一定的运动量。对于孕妇来讲,最简单、最安全的运动方式是走路。每天运动的时间可在餐后半小时,若无不适症状,可在家属的陪同下进行20~30分钟运动,运动前要做好准备,运动后要适当休息。如果在运动过程中宫缩明显,有流产或早产的征象,或者出现心慌、出虚汗、头晕等低血糖症状,一定要立即停止运动,严重者要赶紧就医。有早产风险或者有前置胎盘等情况的孕妇不适合运动疗法。

如果调节饮食和运动不能很好地控制血糖,就需要到医院接受治疗。"管住嘴,迈开腿",保持良好的心态,定期到医院产检,妊娠糖尿病患者也能顺利迎来健康的小宝宝。

■ 妊娠糖尿病患者如何选择降糖药? 吃药还是打针?

妊娠糖尿病患者不要惊慌和害怕,应该在生活上多加注意。首先在饮食上要加强控制,多吃清淡的食物,控制糖分和钠盐的摄入,少食多餐。如果通过饮食控制和运动能把血糖降下来,就不需要进行药物治疗。但是,如果血糖控制得不好,就一定要去医院就诊,在医生的指导下进行治疗,以免血糖过高,严重影响到胎儿的顺利分娩。

关于妊娠糖尿病患者的药物治疗,首先推荐胰岛素,因为胰岛素是大分子蛋白,不通过胎盘,对孕妇、对宝宝都是非常安全的。胰岛素用药须非常谨慎,其种类、用量、用药时间都要遵照医生的指导。对于妊娠期高血糖患者来说,可以安全使用的胰岛素包括所有人胰岛素(短效、中效及预混人胰岛素)和胰岛素类似物(门冬胰岛素、赖脯胰岛素和地特胰岛素)。对于空腹及餐后血糖均升高的患者,推荐三餐前短效、速效胰岛素联合中效、地特胰岛素治疗。预混胰岛素的应用存在局限性,不作为常规推荐。

二甲双胍是治疗2型糖尿病的一线首选用药,若无禁忌证,应一直保留在糖尿病的药物治疗方案中。不过,对于妊娠期高血糖来说,我国尚无二甲双胍在妊娠期应用的适应证,须在患者知情同意的情况下应用,不推荐妊娠期单用二甲双胍,须在使用胰岛素的基础上联合应用。除二甲双胍外,其他口服降糖药均不推荐应用于妊娠期。

■ 肾不好的人应该如何选择降糖药呢?

肾不好,到底有多不好呢?我们首先需要对病情有一定的了解。慢性肾病(CKD)按病情的发展程度,以肾小球滤过率(eGFR)为依据,可进行1~5分期,1期属轻度肾损伤,5期属重度肾损伤,当患者达到5期时,即已发生肾衰竭,需要进行透析治疗,甚至是肾移植。药物的选择需要依据肾脏的损伤程度进行。

CKD分期

分期	1期	2期	3期		4期	5期
			3a	3b		
特点	肾脏损伤 eGPR正常或升高	肾脏损伤 eGPR轻度降低	eGFR轻至中度降低	eGFR中至重度降低	eGFR重度降低	肾衰竭
	≥90	60~89	45~59	30~44	15~29	<15或透析

$$eGFR[mL/(min \cdot 1.73m^2)]$$

在降糖药物的选择方面,《中国糖尿病肾脏病防治指南(2021年版)》着重强调,糖尿病肾病(DKD)患者在选择降糖药物时,应优先考虑具有肾脏获益证据的降糖药物,并应尽早使用。

确诊DKD的2型糖尿病患者在生活方式干预联合二甲双胍治疗的基础上,并且eGFR≥45mL/(min·1.73m²)时,无论糖化血红蛋白是否达标,均应加用SGLT-2抑制剂治疗。当eGFR<30mL/(min·1.73m²)时,停用二甲双胍,患者可根据自身的肾功能状态选择合适的降糖药物。

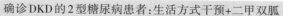

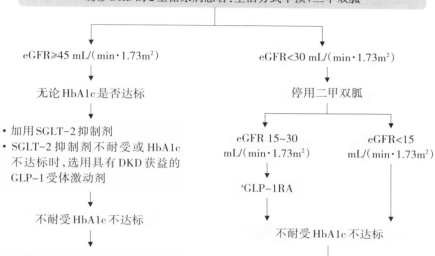

■ 治疗1型糖尿病有哪些降糖药可以用?

1型糖尿病是由胰岛素分泌绝对不足引起的,在治疗时要遵循个体化原则,制订合理的控糖目标,避免高血糖和低血糖。治疗1型糖尿病首选胰岛素替代疗法。要尽可能模拟生理胰岛素的分泌,最佳的方式是每天多次注射胰岛素或使用胰岛素泵。多选用门冬胰岛素注射液、赖脯胰岛素注射液、重组赖脯胰岛素注射液等短效及速效胰岛素进行多次注射,加或不加基础胰岛素,如甘精胰岛素、地特胰岛素、德谷胰岛素等。在使用胰岛素期间,一定要注意低血糖及酮症酸中毒的不良反应,随身携带糖果、巧克力等以备不时之需。因为1型糖尿病患者的胰腺几乎不能再分泌胰岛素,在选择口服降糖药时,应避免选择那些促进胰岛素分泌的药物,比如磺酰脲类药物,代表药物有格列苯脲、格列喹酮、瑞格列奈等;还有那些增加胰岛素敏感性的药物,如吡格列酮、罗格列酮等。而二甲双胍作为经典的一线降糖药,在我国已经获批用于治疗1型糖尿病。这也是目前我国唯一在说明书中明确可用于1型糖尿病治疗的非胰岛素降糖药物。但目前其主要作为辅助治疗手段，起到减少胰岛素用量、减少体质量增加的效果，同时具有心血管获益的功能。一些新型降糖药物，如DPP-4抑制剂（西格列汀、利格列汀、阿格列汀等）、GLP-1受体激动剂（利拉鲁肽、艾塞那肽等）及SGLT-2抑制剂（达格列净、卡格列净等），虽有报道对1型糖尿病有一定的效果，但说明书中没有明确规定，应尽量避免使用。

■ 饭后血糖高应该如何选择降糖药？

我国2型糖尿病患者多数伴有餐后血糖升高，究其原因，除了遗传因素外，生活方式及饮食结构不合理占主要方面。我国人群具有高达67%的碳水化合物供能占比，与西方人群相比，餐后血糖增幅大。餐后血糖高不利于控糖的达标，易引发各种并发症，所以需要积极控制餐后血糖。

下面我们从降糖药的分类来介绍一下哪些药物可以降低餐后血糖。

胰岛素

胰岛素是迄今为止最强大的降糖武器，对肝肾无不良影响，几乎适合所有的糖尿病患者，但易引发低血糖，需要注意。

双胍类

双胍类的代表药物为二甲双胍，已有60多年的临床应用史，在2型糖尿病的治疗中具有不可替代的基石地位。其通过改善胰岛素抵抗，抑制肝糖原输出和糖的吸收来降低血糖，能降低空腹血糖及餐后血糖，在无禁忌证及能耐受的情况下，是降糖药物的首选，对肥胖的2型糖尿病患者还具有降低体重的作用。

磺酰脲类

磺酰脲类的代表药物为格列苯脲、格列喹酮、格列齐特和格列吡嗪等。

适用人群：以餐后血糖升高为主的患者，宜选用短效制剂（如格列喹酮30mg，每日3次）；以空腹血糖升高为主或空腹和餐后血糖均升高的患者，宜选用中长效制剂（如格列苯脲1~4mg，每日1次）。

格列奈类

格列奈类的代表药物为瑞格列奈（0.5~4mg，每日3次）、那格列奈（120mg，每日3次），适用于以餐后血糖升高为主的患者。

α-葡萄糖苷酶抑制剂

此类的代表药物有阿卡波糖（50~100mg，每日3次）、伏格列波糖（0.2mg，每日3次）和米格列醇（50mg，每日3次），通过抑制肠道中α-葡萄糖苷酶的活性，延缓碳水化合物的降解和吸收，从而降低餐后血糖。其对于喜欢吃米饭、面条、馒头的亚洲人来说非常适用，侧重于降低餐后血糖，肝肾的不良反应较少。其对服用时间的要求比较严格，需要随第一口主食同服，否则会影响药物的疗效。

增敏剂噻唑烷二酮

其代表药物为罗格列酮（4mg，每日1次或2次）、吡格列酮（15~30mg，每日1次），清晨空腹服用。这类降糖药不刺激胰岛素分泌，而是通过增强组织对胰岛素的敏感性来发挥降糖作用，对空腹及餐后血糖均有作用，多与其他药物联合使用。但其不良反应较多，会增加心力衰竭的风险，心功能3级以上者禁用，65岁以上老年患者慎用本品，否则易引起水肿，有膀胱癌病史的患者应避免使用吡格列酮。

DPP-4抑制剂

此类代表药物为西格列汀（100mg，每日1次）、沙格列汀（5mg，每日1次）、维格列汀（50mg，每日2次）、利格列汀（5mg，每日1次）、阿格列汀（25mg，每日1次）。清晨空腹服用，食物对药物吸收无影响，也可与食物同服。这类药物主要以葡萄糖浓度依赖性方式促进胰岛β细胞分泌胰岛素,还能抑制胰岛α细胞分泌胰高血糖素来降低血糖。以降低餐后血糖为主,降低空腹血糖为辅,间接刺激胰岛素分泌,对胰岛功能有一定的保护作用,不给肠道添麻烦,安全性及耐受性高,低血糖风险小,不增加体重。

SGLT-2抑制剂

此类代表药物为卡格列净(100mg,每日1次)、达格列净(10mg,每日1次)、恩格列净(10mg,每日1次)。达格列净、恩格列净清晨服用;卡格列净每日首次正餐前服用。适用人群:2型糖尿病患者,老年患者。此类药物的作用机制与传统降糖药物不同,主要是通过抑制SGLT-2的活性,减少肾脏对葡萄糖的重吸收,增加尿糖排出,从而降低血糖。其既能降糖,又能保护心血管和肾脏,但由于促进尿糖排泄,会增加泌尿生殖系统感染的机会。

GLP-1受体激动剂

此类代表药物有利司那肽(10~20μg,每日1次)、利拉鲁肽(0.6~1.2mg,每日1次)、度拉糖肽(0.75~1.5mg,每周1次)。利拉鲁肽在每天任意时间注射1次,注射时间与进食无关。若漏用一剂,按原注射计划给予下一剂即可。若漏用超过3日,重新按每日0.6mg的起始剂量给予。其以葡萄糖依赖的方式起作用,即当葡萄糖水平高于一定阈值时,GLP-1才促胰岛素分泌,把血糖降下来。适用人群:2型糖尿病患者。重度肝功能不全患者可选择利司那肽,重度肾功能不全患者可选择利拉鲁肽。低血糖风险低,具有减轻体重的作用,使心血管、肾脏获益。

■ 儿童得了糖尿病应该怎么办?

儿童和青少年2型糖尿病也表现为胰岛素抵抗和(或)胰岛素分泌不足,但和成年人2型糖尿病不同,其胰岛素敏感性会随着患儿的生长、发育而降低。儿童患糖尿病的治疗原则主要是饮食控制、运动疗法、药物治疗及血糖监测。

饮食控制	以维持正常体重为宜,优化膳食结构,少食多餐,控制脂肪及热量的摄入,多吃含膳食纤维丰富的食物及优质蛋白,保证患儿生长发育所需的营养。
运动疗法	加强体育锻炼,多进行有利于减重的运动。儿童糖尿病患者大多体重超标,减重有利于增加胰岛素的敏感性。
药物治疗	目前临床上用于儿童的降糖药非常有限,仅有胰岛素和二甲双胍的说明书中有明确的适应证。胰岛素适用于所有类型的糖尿病患者,降糖效果显著,不良反应小,儿童在通过饮食与运动控制血糖仍不能达标的情况下需要开始进行胰岛素治疗。FDA仅批准二甲双胍用于10岁以上的儿童患者,其他口服降血糖药物的疗效和安全性都未在儿童中进行过全面的评估。
血糖监测	血糖监测能及时反馈糖尿病饮食、运动和药物治疗及自我管理的效果,是糖尿病治疗的重要环节。儿童的血糖波动比较大,及时准确地监测血糖对糖尿病患儿的家属掌握孩子的血糖变化及病情有非常重要的意义。

■ 二甲双胍能用来减肥吗?

服用二甲双胍减肥靠谱吗?答案是否定的。二甲双胍是一种有明确适应证的处方药,它的药品说明书上清楚地写着它是一种降糖药而不是减肥药。作为已经使用60多年的经典药物,它的降糖效果显著,不良反应小,对于体型偏胖的2型糖尿病患者减轻体重有帮助。二甲双胍可通过降低食欲、减少胃肠吸收,来减少能量摄入,达到"减肥"的目的。但是对正常人来说,盲目服用二甲双胍减肥,往往伴随着不良反应的出现,不但减肥效果难以确定,反而可能引发一系列不良反应,损害身体健康。首先,它的降血糖作用容易引起低血糖症状,严重者甚至会休克、昏厥;第二,它的典型不良反应是胃肠道作用,服用以后容易产生恶心、呕吐、腹胀、腹泻等反应,长期服用还可能引起维生素 B_{12} 缺乏及巨幼红细胞性贫血。

健康人想要减肥,说到底还是那句老话:"管住嘴,迈开腿。"应合理优化膳食结构,适当运动。常言道"是药三分毒",使用二甲双胍减肥还须慎重。

■ 老年糖尿病患者有哪些特点?

无论是65岁以前还是65岁及以后诊断的糖尿病,只要患者的年龄超过65周岁,都归入老年糖尿病。老年糖尿病绝大多数是2型糖尿病,仅有少数是1型糖尿病和其他类型的糖尿病。大家都知道,老年人因为身体器官的衰老,很多方面如新陈代谢、感知能力等,都跟年轻人有很大的不同,使得老年糖尿病相较于其他人群的糖尿病存在一些特殊的地方,这在一定程度上关系着治疗方案和药物品种的选择,需要引起重视。

首先,多数老年糖尿病患者并不会出现明显的"三多一少"症状(即烦渴多饮、多尿、多食、不明原因的体重下降),建议老年人至少每年一次定期体检,以便及时有效地发现糖尿病。其次,大多数老年糖尿病患者都会合并好几种疾病,如肥胖、高血脂、高血压、高尿酸等,其他疾病的病症比糖尿病的病症可能更早地表现出来,因此,当老年人出现血脂、血压、尿酸等指标异常时,建议同时检查一下血糖是否异常。再有,糖尿病也和多种恶性肿瘤相关,据统计,60%以上的胰腺癌患者存在血糖升高(糖耐量异常或糖尿病),初次诊断的老年糖尿病患者要警惕肿瘤。

虽然65岁以上的患者都称为老年患者,但是不同的发病年龄,对应病情的复杂程度却不一样。一般来说,65岁以前发病的患者,糖尿病病程较长,出现并发症的比例较高,血糖控制较难;65岁以后发病的患者,出现并发症的比例相对较低,但大多数患者脏器功能不太好,并且多数患者同时患有其他代谢异常性疾病。因此,可参考指南的评估方法对老年糖尿病患者的健康状态进行综合评估,根据评估结果,大致判断患者的神志情况、吞咽能力、日

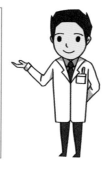

日常生活活动能力包括如厕、进食、穿衣、梳洗、行走。

工具性日常生活活动能力包括打电话、购物、做饭、服药和财务管理。

常生活活动能力、需要联用药物的数量等,为药物品种的选择和给药途径提供参考。

健康等级	老年糖尿病患者的特点
良好	除糖尿病外,其他慢性疾病不超过2种(包括脑卒中、高血压、1~3期肾病、骨关节炎等),并且患者日常生活的活动能力无损伤,工具性日常生活的活动能力损伤不超过1项
中等	除糖尿病外,其他慢性疾病≥3种(包括脑卒中、高血压、1~3期肾脏病、骨关节炎等)和(或)满足以下任意一项:①中度认知功能受损或早期痴呆;②工具性日常生活的活动能力损伤达到2项或更多
差	满足以下任意一项:①合并至少1种治疗受限的慢性疾病(包括转移性恶性肿瘤、需要氧疗的肺部疾病、需要透析的终末期肾病、晚期心力衰竭)并且预期寿命较短;②中至重度痴呆;③日常生活的活动能力损伤数量≥2种;④需要长期护理

■ 不同病情的老年糖尿病患者如何判断血糖是否达标?

糖尿病患者的治疗目标是减少急、慢性并发症的发生和发展,降低糖尿病并发症引起的伤残率和死亡率,提高生存质量,延长预期寿命。老年人因器官功能差,对药物的代谢能力差,服用可引起低血糖的药物后发生低血糖的风险大,加上他们对低血糖的感知能力差,很容易发生无意识低血糖、夜间低血糖和严重低血糖,出现严重的不良后果。老年患者一次严重的低血糖,可以抵消一年甚至一辈子降糖带来的益处。因此,对老年患者而言,如果单纯为减少糖尿病并发症的发生而严格控制血糖,反而会增加低血糖的风险,得不偿失。正确的做法是根据老年糖尿病患者的健康状态对他们进行分层管理,制订个体化血糖控制目标,使患者在治疗中获益最大、风险最小。总的原则是,避免出现低血糖,不因血糖过高而出现明显的糖尿病症状、增加感染风险、出现高血糖危象。老年糖尿病患者的血糖控制目标如下。

健康状态 血糖监测指标	未使用低血糖风险较高的药物			使用低血糖风险较高的药物		
	良好	中等	差	良好	中等	差
糖化血红蛋白(%)	<7.5	<8.0	<8.5	7.0~7.5	7.5~8.0	8.0~8.5
餐前血糖(mmol/L)	5.0~7.2	5.0~8.3	5.6~10.0	5.0~8.3	5.6~8.3	5.6~10.0
睡前血糖(mmol/L)	5.0~8.3	5.6~10.0	6.1~11.1	5.6~10.0	8.3~10.0	8.3~13.9

注:低血糖风险较高的药物有胰岛素、磺酰脲类药物、格列奈类药物等。

血糖有波动的患者可参照下表的指标进行血糖控制。

指标	葡萄糖目标范围 时间	葡萄糖低于目标范 围时间	葡萄糖高于目标范 围时间
血糖范围(mmol/L)	5.0~7.2	<3.9	>13.9
控制目标(占全天时间的 百分比)	>50%	<1%	<10%
控制目标(每天持续时间)	>12小时	<15分钟	<144分钟

根据表格的内容可以看出,对于健康状态相对良好的老年糖尿病患者,如果仅使用低血糖风险低的口服降糖药物治疗,可以考虑将血糖控制到接近正常的水平;对于健康中度受损或健康状态相对较差的老年糖尿病患者,可以酌情放宽血糖控制目标,但应避免高血糖引发的症状,以及可能出现的急性并发症。

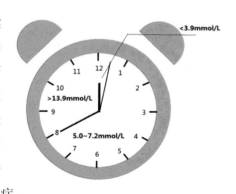

■ 老年糖尿病患者的治疗步骤是什么?

对于老年糖尿病患者,应根据其血糖的波动特点和HbA1c水平选择使用单药还是联合用药,选择偏重于降低空腹或餐后血糖的药物。除二甲双胍外,AGI和DPP-4抑制剂均为老年2型糖尿病患者的优选。尽管美国糖尿病协会(ADA)和欧洲糖尿病研究协会(EASD)均推荐有心血管、肾脏病变者早联合GLP-1受体激动剂和SGLT-2抑制剂,但应用在老年患者中的临床经验还不足,需要关注药物的不良反应和禁忌证(如有泌尿生殖道炎症病史者不宜选用SGLT-2抑制剂)。格列酮类药物仅适用于较年轻的老年患者,或以往应用该药进入老年、以胰岛素抵抗为主的患者,尚需要注意骨质疏松的筛查。根据老年患者自身的胰岛素分泌水平,选择是否需要用促胰岛素分泌剂或胰岛素,肥胖者胰岛素治疗不宜过早。应用促胰岛素分泌剂或胰岛素、肠促胰岛素类药物的患者需要接受防治低血糖的教育,学会平时自行调整饮食量、运动量和降糖药量的平衡,避免低血糖发生。尽可能选择长效、应用方便的药物剂型,减少老年患者遗忘、依从性相对差对药物疗效的影响。我国老年2型糖尿病诊疗措施专家共识推荐的降糖药物应用路径见下图。

生活方式管理			
>7.0%			
基础用药	二甲双胍	α-葡萄糖苷酶抑制剂	DPP-4 抑制剂
	单药和(或)联合治疗		
二线用药	促胰岛素分泌剂　基础胰岛素　SGLT-2抑制剂　GLP-1受体激动剂　格列酮类		
	联合治疗为主		
三线用药	预混胰岛素 或 短效胰岛素　速效胰岛素　基础胰岛素		
	联合治疗为主		
多次胰岛素注射	速效胰岛素+基础胰岛素　短效胰岛素+基础胰岛素		

生活方式管理

主选药物　　　备选药物

■ 老年糖尿病患者如何选择非胰岛素降糖药物?

结合患者健康状态的综合评估结果,以及相应的血糖控制目标,经过生活方式干预后血糖仍不达标的老年糖尿病患者应尽早进行药物治疗。药物治疗的原则包括:

1 优先选择低血糖风险较低的药物。

2 选择简便、依从性高的药物,降低多重用药风险。

3 权衡获益风险比,避免过度治疗。

4 关注肝肾功能、心功能、并发症及伴发病等因素。

当单药治疗3个月以上血糖仍然控制不佳时,应联合不同机制的药物进行治疗,但避免联合应用增加低血糖及其他不良反应风险的药物。老年糖尿病患者常多病共存,需要服用多种治疗药物,需要关注和了解药物之间的相互作用和影响,避免不合理用药。

非胰岛素降糖药多为口服降糖药,在众多的口服降糖药物中,二甲双胍仍然是老年糖尿病患者的首选药物。肾功能正常或轻度损害的患者[肾小球滤过率≥30 mL/(min·1.73m²)]均可安全使用。二线降糖药物包括列酮类(合并有心功能不全与跌倒或骨折风险增加的老年人须谨慎使用)、列汀类(DPP-4抑制剂)、列净类(SGLT-2抑制剂,有额外的心血管与肾脏保护益处);促胰岛素分泌剂格列类和格列奈类为三线降糖药,慎用,如果必须使用,首选短效促胰岛素分泌剂。对没有禁忌证的老年糖尿病患者,合理使用GLP-1受体激动剂和SGLT-2抑制剂,在降糖的同时可能具有改善心、肾结局的作用。常见非胰岛素降糖药的分类特点见下表。

药物分类	作用机制	代表药物	药物特点
磺酰脲类药物	刺激胰岛β细胞分泌胰岛素	格列齐特、格列苯脲、格列喹酮以及格列本脲等	可引起低血糖,肾功能不全的老年糖尿病患者选格列喹酮
非磺酰脲类药物	刺激胰岛β细胞分泌胰岛素	瑞格列奈、那格列奈等	需要在餐前15分钟内服用,对降低餐后血糖具有显著效果,低血糖风险较磺酰脲类低
胰高糖素样肽-1受体激动剂	促进内源性胰岛素分泌,抑制胰高糖素分泌,抑制食欲中枢,减少进食量	艾塞那肽、利拉鲁肽、利司那肽、度拉糖肽、贝那鲁肽和洛塞那肽	不易发生低血糖

(待续)

续表

药物分类	作用机制	代表药物	药物特点
二肽激肽酶-Ⅳ抑制剂	促进胰岛素分泌，抑制胰高糖素分泌	西格列汀、维格列汀、沙格列汀、阿格列汀和利格列汀	低血糖发生风险低
双胍类药物	减少肝脏葡萄糖输出，改善外周胰岛素抵抗	二甲双胍	单独应用不会引起低血糖，根据肾功能调节剂量，用药后定期监测维生素 B_{12} 水平
噻唑烷二酮类	增加骨骼肌、肝脏及脂肪组织对胰岛素的敏感性	吡格列酮、罗格列酮	单独使用不易发生低血糖，但与胰岛素或促胰岛素分泌剂联用时可增加患者的低血糖风险。有心血管保护作用
α-葡萄糖苷酶抑制剂	延缓碳水化合物分解、吸收	伏格列波糖、阿卡波糖和米格列醇	适用于高碳水化合物饮食结构和餐后血糖升高的糖尿病患者，低血糖发生率低，若出现低血糖，使用葡萄糖纠正
钠-葡萄糖共运蛋白-2抑制剂	增加尿糖排泄	达格列净、恩格列净和卡格列净	极少发生低血糖

■ 老年糖尿病患者如何选择胰岛素或胰岛素类似物?

经过运动、饮食和规范的非胰岛素治疗，仍然不能达到血糖控制目标的老年患者，需要立即开始胰岛素治疗。

对于首次使用胰岛素的老年患者，首选中效或长效的基础胰岛素，代表药物有德谷胰岛素、甘精胰岛素等，每天只需要给药一次，便于操作和记忆。为减少低血糖，尤其是夜间低血糖的发生风险，建议老年患者早晨给药，起始剂量根据体重制订，大致为 0.1 ~ 0.3IU/(kg·d)，随后，根据空腹血糖水平，每3 ~ 5天调整一次剂量，直至空腹血糖达到预定目标。若基础胰岛素加口服降糖药物联合治疗后，出现空腹血糖达标、糖化血红蛋白不达标的情况，可能是餐后血糖控制不佳，此时需要添加短效或速效的餐时胰岛素，代表药物有常规胰岛素、赖脯胰岛素、门冬胰岛素、谷赖胰岛素等。

对于已应用胰岛素的老年糖尿病患者，应定期评估是否可停用胰岛素治疗，或者现有胰岛素治疗方案是否可以简化。对于高龄、预期寿命短或健康状态差的老年糖尿病患者，长期注射、多次注射增加了患者的痛苦，每天多针、多次的复杂方案容易混乱或遗忘，并不能达到预期的疗效。

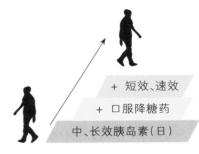

+ 短效、速效
+ 口服降糖药
中、长效胰岛素（日）

经监测若非胰岛素治疗即可控制血糖，应逐步减量至停用胰岛素。那些必须联用胰岛素才能将血糖控制满意的老年糖尿病患者，也应尽量简化胰岛素方案，参考要点：①尽量减少注射次数；②采用长效或超长效胰岛素类似物控制空腹及餐前血糖满意后，在餐后血糖不达标时再考虑加用餐时胰岛素；③尝试将预混胰岛素转换为基础胰岛素，以简化方案，并降低低血糖风险。

为了降低低血糖风险，建议对于多数老年糖尿病患者首选基础胰岛素，并积极简化胰岛素方案。

基础胰岛素	制订合适的空腹血糖目标，注射时间从睡前调整为上午，每周调整一次胰岛素剂量，每次调整2IU。
餐时胰岛素	如果餐时胰岛素剂量<10IU，尝试停用，改为口服降糖药；如果餐时胰岛素剂量>10IU，尝试减少50%的剂量，并加用口服药。
预混胰岛素	放宽血糖控制目标。如果每天2次注射，适当增加早餐前胰岛素量，减少晚餐前的胰岛素量。如果要增加晚餐前的预混胰岛素剂量，应更加谨慎，须加强睡前与凌晨的血糖监测。

■ 短效胰岛素与长效胰岛素能联用吗？

在上一个问题中已提到，首先选择中长效的基础胰岛素，若仍然不能较好地控制餐后血糖，需要在餐前加用速效或短效的餐时胰岛素。市面上有中长效胰岛素与短效胰岛素混合的预混胰岛素，与基础胰岛素联合餐时胰岛素的方案相比,注射次数可从每天3次减少为每天2次。但对于老年患者,尤其是病程长、自身胰岛功能较差、进餐不规律的患者来说,预混胰岛素不能随血糖水平和进食多少调节各个胰岛素的比例和用量,治疗灵活性差,发生低血糖的风险较大,须慎用。每日胰岛素剂量>50IU提示存在胰岛素抵抗,除合并感染、创伤、纠正高糖毒性等应激情况外,不宜再增加胰岛素的剂量,可联合口服降糖药或GLP-1受体激动剂。应用促胰岛素分泌剂或胰岛素治疗的患者须注意低血糖的防治,注意管控体重和心血管的安全性。多次胰岛素注射模式适用于短期纠正高血糖毒性,或应激情况下的血糖控制,不主张老年2型糖尿病患者长期应用。

■ 不宜与降糖药一起服用的药物有哪些?

普萘洛尔

该药是糖尿病合并心血管疾病患者最容易误用的一种影响糖代谢的药物。普萘洛尔单独使用时,对血糖的影响并不大,但在与胰岛素或口服降糖药物合用、血糖降得较低时,普萘洛尔的抑制肝糖原分解作用就明显了,血糖会加速下降,患者容易发生低血糖反应,或加重已有的低血糖。因此,糖尿病患者服用普萘洛尔要十分谨慎,并注意调整降糖药物的剂量。

阿司匹林

阿司匹林可使口服降糖药物的代谢和排泄均减慢,尤其是增加磺酰脲类药物的药效,如格列苯脲、格列喹酮等,加上其本身也有降糖作用,合用往往会使血糖降得过低,易引起低血糖昏迷。

组胺 H_2 受体阻断药

这是一类抑制胃酸分泌的药物,如西咪替丁、雷尼替丁等,能抑制口服降糖药在肝脏内的代谢,延长其半衰期,并使口服降糖药物排泄缓慢,从而易引起血糖降低。

巯基化合物

巯基化合物是指甲巯咪唑、巯丙酰甘氨酸、青霉胺、谷胱甘肽、卡托普利、6-巯基嘌呤和巯基乙酸钠等含巯基的药物,可增强机体对胰岛素的敏感性,并通过体内免疫系统的作用导致低血糖反应。甲巯咪唑的降糖作用更为显著,当中断给药后再次用药时,极易出现低血糖反应。

磺胺类药物

此类药物是一种人工合成的抗菌药,如磺胺嘧啶、磺胺甲噁唑等名称中带有磺胺字样的药物。口服降糖药可使血液中胰岛素的分泌增加,磺胺类药物也有类似的作用。同时,磺胺类药物还能抑制口服降糖药物在肝脏中的代谢,并推迟排泄,延长半衰期。因此,同时使用磺胺类药物可能引起低血糖反应。有肾功能障碍的糖尿病患者,在应用复方新诺明(磺胺甲噁唑)治疗感染时,更易诱发严重的低血糖反应。

抗结核药

此类药物如异烟肼、利福平等,能促进肝脏分泌较多的药酶,加速磺酰脲类降糖药物(如格列苯脲、格列喹酮)的代谢与排泄,从而缩短其半衰期,影响降血糖作用,降低降糖药物的疗效,使血糖升高,让病情进一步恶化。

糖皮质激素类

此类药物如强的松、可的松、地塞米松等,能增加肝糖原的合成,减少组织对糖原的利用和分解,使血糖升高,故得名糖皮质激素。它们是糖尿病患者禁用的药物。

■ 肥胖型2型糖尿病患者怎样选择降糖药物?

肥胖型糖尿病多见于成年肥胖者,绝大部分属于2型糖尿病,患者的体重超过理想体重的10%。肥胖型糖尿病的发生与不良生活方式有一定的关系,很多患者长期摄入高热量食物,并且缺乏体育活动,导致胰岛素抵抗加重,从而引发糖尿病。要控制高血糖,必须积极减肥,并服用降糖药物。那么,肥胖型2型糖尿病患者应该怎样选择降糖药物呢?

二甲双胍

二甲双胍是首选降糖药物,属于双胍类。这种药物能够抑制肝糖原输出,促使肌肉细胞、脂肪细胞等从血液中获取更多的葡萄糖,从而降低血糖。肥胖型2型糖尿病患者服用二甲双胍还能帮助减肥,结合饮食控制,效果会更好。但是,二甲双胍的不良反应比较明显,以胃肠道反应为主,有些患者服药后会出现恶心、呕吐、食欲下降等症状,必要时需要减少用药剂量。

磺酰脲类药物

磺酰脲类药物主要有格列苯脲、格列齐特等,也是适合肥胖型2型糖尿病患者的降糖药物。这些药物能够有效刺激胰岛素释放,有效降低血糖浓度,并且不良反应相对少见。

DPP-4抑制剂

这类药物主要有西格列汀、利格列汀等,能够促进胰岛β细胞释放更多的胰岛素,同时抑制胰高血糖素分泌,在降低血糖的同时,不会增加体重,对体重的影响呈中性,适合肥胖型患者。

以上是适合肥胖型2型糖尿病患者的3种降糖药。其中,二甲双胍是最合适的治疗药物,在控制血糖的同时,能够帮助减肥。对糖尿病患者来说,口服单一降糖药很容易失效,要联合不同的药物进行治疗,从多个方面来降糖,才能减少耐药性。患者在接受药物治疗的同时,还需要注意饮食控制和适当进行体育锻炼。

■ 通过饮食和运动治疗控制血糖效果不佳的2型糖尿病患者的用药选择是什么？

当通过调节饮食和加强运动不能有效地控制血糖直至达标时，应及时应用降糖药物治疗。

磺酰脲类降糖药

常用的磺酰脲类降糖药物有格列本脲、格列齐特、格列苯脲、格列喹酮等。这类药主要是通过刺激胰岛β细胞使其分泌胰岛素来起到降糖的作用，对有一定β细胞功能的患者有效。另外，磺酰脲类药物有促进靶细胞胰岛素受体后效应的作用，可协同胰岛素发挥作用。

格列奈类降糖药

此类降糖药物的作用类似于磺酰脲类的促胰岛素分泌剂，目前有瑞格列奈和那格列奈，其主要的降血糖机制也是促进胰岛素分泌，但不同的是，这类药物起效快，能快速增加胰岛素的分泌，所以治疗时餐前即刻口服，不进食不服药。

双胍类降糖药

如二甲双胍。此类药物的主要机制是促进肌肉组织摄取葡萄糖类，加速葡萄糖的利用，抑制肠道对葡萄糖的吸收，降低食欲，减轻体重。此类药物比较适用于有肥胖型2型糖尿病、经饮食和运动疗法血糖水平仍未达标的患者。

α-葡萄糖苷酶抑制剂

目前常用的α-葡萄糖苷酶抑制剂有阿卡波糖和伏格利波糖两种。小肠的上、中、下3段均存在α-葡萄糖苷酶，在服用α-葡萄糖苷酶抑制剂后，上段可被抑制，而糖的吸收仅在中段和下段，故吸收面积减少，吸收时间延后，从而对降低餐后高血糖有益。此类药物比较适用于通过饮食和运动治疗控制血糖不佳的2型糖尿病患者。

■ 2型糖尿病患者对胰岛素不敏感的用药选择是什么?

当人体细胞对胰岛素不敏感时,葡萄糖不能进入细胞,而大量滞留在血液中,导致人体血糖升高,这是患者机体对胰岛素呈现的抵抗状态,也称为胰岛素抵抗。这时使用胰岛素降血糖无效,初步处理是运动、减肥、戒烟,以及避免吸入二手烟等生活方式干预。其次,可通过口服药物改善胰岛素的抵抗状态,疗效较好的药物是二甲双胍和噻唑烷二酮类(列酮类)。

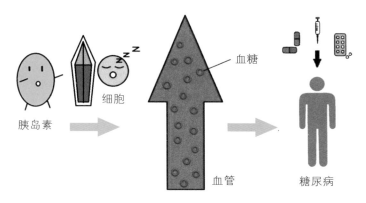

■ 非肥胖型2型糖尿病患者用药怎样选择?

非肥胖型2型糖尿病患者,在具有良好的胰岛β细胞储备功能、无胰岛素血症时,可以根据空腹血糖的数值来选择不同的用药方式。当空腹血糖低于13mmol时,首选磺酰脲类或者非磺酰脲类促胰岛素分泌剂类降血糖药物,如格列苯脲、格列喹酮、格列齐特、瑞格列奈等。当空腹血糖超过13mmol时,首选短期胰岛素治疗,比如门冬胰岛素、门冬30胰岛素等。待血糖稳定后,根据自身的胰岛素水平,确定是否服用磺酰脲类或者非磺酰脲类促胰岛素分泌剂类降血糖药物。但当患者的胰岛功能不足时,应首先考虑胰岛素治疗。

■ 肾功能不全的糖尿病患者的用药选择是什么?

肾小球滤过率(eGFR)≥60mL/(min·1.73m²)时,临床常用的降糖药物均可正常使用;eGFR<60mL/(min·1.73m²)时,多数降糖药物须减量或禁用,可选择全程正常剂量使用的降糖药物,包括胰岛素制剂或口服降糖药,如罗格列酮、利格列汀等。对于肾功能不全的糖尿病患者,优先选择对肾脏有保护作用的降糖药物。对肾脏具有保护作用的降糖药物有两类。

1 SGLT-2抑制剂,包括卡格列净、恩格列净和达格列净。

2 GLP-1,包括利拉鲁肽、利司那肽、艾塞那肽和度拉糖肽。轻度、中度或重度肾功能受损的患者无须进行剂量调整,在终末期肾病患者中无治疗经验,不推荐使用。格列喹酮,仅有5%经肾排泄,可用于轻度肾功能不全的患者。重度肾功能不全时改用胰岛素治疗为宜。

磺酰脲类降糖药对肾功能影响较大,肾功能不全的糖尿病患者尽量不用。格列奈类主要经肝脏代谢,可用于轻至中度肾功能不全的患者。α-葡萄糖苷酶抑制剂可用于轻至中度肾功能不全的患者,重度肾功能损害(肌酐清除率低于25mL/min)的患者禁用。噻唑烷二酮类对于出现肾功能损伤的患者无须调整剂量。利格列汀具有良好的肾脏安全性,对于肾功能不全的患者无须调整剂量,无须进行与药物有关的肾功能监测。轻度肾功能不全时可继续使用二甲双胍,重度肾功能不全时禁用。

■ 肝功能不全的糖尿病患者的用药选择是什么?

根据肝功能不全的严重程度,需要具体问题具体分析。目前临床常用的降糖药物,对于轻至中度肝功能不全的患者均可使用。

二甲双胍

轻至中度肝功能不全可应用二甲双胍,但须注意用药后监测肝功能,当丙氨酸氨基转移酶超过正常上限3倍时禁用。

磺酰脲类

对于轻度肝功能不全者,从小剂量起始治疗,根据血糖情况及时调整。对于肝功能不全者,磺酰脲类降糖药会增加其低血糖的风险,对于丙氨酸氨基转移酶超过正常上限3倍且总胆红素超过正常上限2倍者禁用。

格列奈类

▶▶ **那格列奈**:对轻至中度肝病患者用药无须调整剂量,严重肝病患者慎用。

▶▶ **瑞格列奈**:肝功能损伤的患者应慎用,重度肝功能异常患者禁用。

α-葡萄糖苷酶抑制剂

重度肝损害的患者禁用。

噻唑烷二酮类

轻至中度肝功能不全的患者无须调整剂量。如患者有活动性肝病的证据,或谷丙转氨酶(ALT)超过正常上限2.5倍,不宜服用本类药物。

DPP-4抑制剂

▶▶ **利格列汀**:在轻度、中度和重度肝功能不全时均可使用,且无须调整剂量。

▶▶ **沙格列汀**:轻至中度肝功能受损的患者无须调整剂量。中度肝功能受损的患者使用须谨慎,不推荐用于重度肝功能受损的患者。

▶▶ **西格列汀**:轻至中度肝功能受损的患者无须调整剂量,对重度肝功能不全的患者不推荐使用。

▶▶ **阿格列汀**:肝病患者应慎用阿格列汀。开始使用阿格列汀前应检测肝功能,此后须定期检测。

▶▶ **维格列汀**:肝功能损伤患者,包括开始给药前谷丙转氨酶或谷草转氨酶(AST)大于正常值上限3倍的患者不宜使用。

SGLT-2抑制剂

轻至中度肝功能异常时,可使用SGLT-2抑制剂,无须调整剂量,而重度肝功能不全时不建议使用。

GLP-1受体激动剂

轻度或中度肝功能受损患者无须进行剂量调整,不推荐用于重度肝功能受损患者。

综上所述,重度肝功能不全患者优选胰岛素制剂,口服降糖药物优选对肝功能影响小的利格列汀、利司那肽等。重度肝功能不全禁用二甲双胍、磺酰脲类药物、α-葡萄糖苷酶抑制剂、噻唑烷二酮类。

■ 已经发生眼部病变的糖尿病患者的用药选择是什么?

糖尿病眼病的种类有很多,不过,最常见的就是视网膜脱落、视网膜病变,有50%的患者会在10年内出现,年龄越大,发病率越高,其主要原因是糖尿病引起视网膜毛细血管壁损伤,让患者逐渐视力下降、失明。常用的药物有以下几种。

1 胰激肽原酶(怡开、广乐等)。属于丝氨酸蛋白酶类药物,主要以酶原的形式存在,可以增加毛细血管血流量,抑制血小板聚集。每日3次,空腹服用。

2 羟苯磺酸钙(可元、利倍思等)。这种药物可以减少糖尿病患者视网膜血管的高渗漏性、血液的高黏稠性及血小板的高聚集性,从而抑制血管活性,还能预防血管内皮细胞收缩和间隙形成,增加纤维蛋白酶的活性。

3 维生素类药物。维生素类药物口服具有抗氧化的作用,还能调试眼睛适应外界光线强弱的能力,降低夜盲症和视力下降的发生,维持正常的视觉,很适合治疗各种眼疾。

还有一些中成药,如金菖胶囊,能持久地扩张周围血管,使封闭的毛细血管重新开放,使脆性增加的毛细血管恢复弹性,还可以促进眼部血液循环,防治糖尿病性视网膜病变。再如复方丹参滴丸,可以使红细胞膜胆固醇含量降低、全血黏度降低,使红细胞变形指数增高,具有活血化瘀、理气止痛的功效。

■ 糖尿病前期需要用药吗?

糖尿病前期是处于正常血糖水平向糖尿病转化的糖代谢异常阶段。糖尿病前期人群的血糖检查指标表现为空腹血糖高于6.1,但没有超过7.0,或餐后2小时血糖高于7.8,但没有超过11.1,还未达到糖尿病的诊断标准。

糖尿病前期通过科学合理的干预,有些人的血糖水平可以逆转至正常水平,如没有逆转至正常水平,至少可以尽力维持现在的水平,预防和延缓其进展为糖尿病。因此,早期诊断、早期有效地干预糖尿病前期是至关重要的。

目前有大量研究证实,在糖尿病前期进行积极的生活干预就能够减少并延缓糖尿病的发生和发展。《中国成人2型糖尿病预防的专家共识》推荐:肥胖或超重者控制至正常体重指数($<24kg/m^2$),或体重至少减少5%~10%;每日饮食总

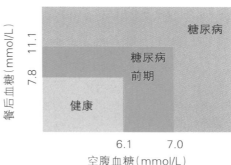

热量至少减少400~500kcal;饱和脂肪酸摄入占总脂肪酸摄入的30%以下;体力活动增加到每周250~300分钟。同时,开始生活方式干预后,建议每年到医院进行一次空腹血糖和(或)口服葡萄糖耐量试验。

但是,现实生活中,不少人难以做到短期内纠正长期形成的生活习惯,执行强化生活方式干预,血糖总是控制不到正常范围,这种情况下,建议小剂量地服用降糖药物,及时控制好血糖,以避免伴随着糖尿病前期的逐渐发展而引起心脑血管疾病、微血管病等疾病的发生和发展。

■ 消瘦的糖尿病患者如何选择降糖药物?

糖尿病的典型症状为"三多一少"(多饮、多食、多尿,不明原因的体重减少),通常情况下,如果血糖控制良好,患者的体重可以恢复正常,但也有部分糖尿病患者即使血糖控制良好,体重还是继续下降。对于此类患者,应首先配合医生查明自己体形消瘦的原因。引起消瘦的原因有很多,包括:血糖控制不理想;药源性消瘦;饮食控制过严;其他疾病的影响,如甲状腺功能亢进、肿瘤、胃肠道疾病等。

如血糖控制良好,并且已排除其他疾病的影响,则需要考虑糖尿病患者的日常饮食控制是否过于严苛,营养摄入严重不足则会导致体重持续下降,体形消瘦的糖尿病患者,每日总能量的摄入标准为每千克35~40kcal,每日能量摄入在1600~2000kcal,以保证有略多于每天必须消耗的能量。如担心餐后血糖升高,建议少吃多餐,把每天的饮食总量分为5~6餐。进餐的顺序应该按照先吃菜、后吃主食的原则,只有这样才能保证餐后血糖稳定。

> **小贴士**
>
> **用餐顺序**
> 蔬菜优先
> 再吃肉蛋
> 主食最后

另外,《中国糖尿病膳食指南(2017版)》为糖尿病患者的膳食管理提出了8条建议:

1 吃、动平衡,合理用药,控制血糖,达到或维持健康体重。

2 主食定量,粗细搭配,全谷物、杂豆类占1/3。

3 多吃蔬菜、水果适量,种类、颜色要多样。

4 常吃鱼禽,蛋类和畜肉适量,限制食用加工肉类。

5 奶类豆类天天有,零食加餐合理选择。

6 清淡饮食,足量饮水,限制饮酒。

7 定时定量,细嚼慢咽,注意进餐顺序。

8 注重自我管理,定期接受个体化的营养指导。

除饮食调整外,还应选择合适的药物治疗。降糖药的种类有很多,其中有些降糖药物,如双胍类、GLP-1受体激动剂、SGLT-2抑制剂等,可能会引起体重减轻,适用于肥胖患者;有些降糖药物,如磺酰脲类、格列奈类等,由于能够促进胰岛素分泌、增加体内胰岛素水平,从而导致患者体重增加,适用于体形消瘦的糖尿病患者。

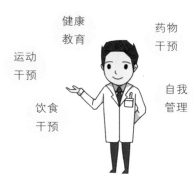

所以,糖尿病患者若出现体重明显减轻的情况,应及时前往医院就诊,明确自己消瘦的原因后,配合医生选择一个既能增加体重,又能稳定血糖的个体化治疗方案。

■ 儿童和青少年糖尿病严重吗?该如何治疗?

近年来,我国儿童和青少年的糖尿病发病率呈上升趋势,以1型糖尿病为主。而随着饮食习惯和生活方式的改变,患2型糖尿病的儿童和青少年越来越多,尤其是肥胖儿童。儿童的胰岛β细胞功能衰减的速度较成年人更快,出现糖尿病并发症更早,许多患儿发病时即合并其他代谢异常,如血脂异常、蛋白尿、高血压等。因此,家长应充分重视,做好掌控,对孩子的生活习惯进行科学指导。除了规范的饮食控制和体育锻炼外,药物的合理应用也尤为重要。

儿童一经确诊为1型糖尿病,往往需要终身依赖外源性胰岛素替代治疗。2型糖尿病患儿通常采用口服降糖药物治疗,目前可用于儿童及青少年糖尿病治疗的口服降糖药物为二甲双胍,还没有足够的研究证明其他的口服降糖药物可以用于儿童,并且FDA仅批准二甲双胍用于10岁以上的儿童患者。此外,需要短期强化控制高血糖的2型糖尿病患儿和不能采用口服降糖药物治疗或肝肾功能损害的非1型糖尿病患儿需要采用胰岛素治疗。

■ 糖尿病患者出现皮肤问题需要了解的护理常识有哪些?

皮肤病变是糖尿病最常见的并发症,其可表现为皮肤干燥、疱疹、丘疹、皮肤瘙痒、糖尿病足等症状,不仅会导致糖尿病病情加重,严重者还可能危及生命,严重影响患者的生活质量。因此,糖尿病患者应格外注重皮肤护理。

糖尿病患者在日常皮肤护理中要注重皮肤的清洁,但须注意洗澡不宜过于频繁,水温不宜过高,并且不可用力搓洗,建议选择中性或偏弱酸性的沐浴产品。同时应注意皮肤保湿,沐浴后宜立即涂抹保湿润肤制剂,防止皮肤干燥。如果糖尿病患者出现皮肤瘙痒的情况,须注意不可用力抓瘙痒处,可用冷水湿敷或轻轻拍打瘙痒处,若局部瘙痒,可局部外用炉甘石洗剂,必要时可在医生的指导下服用药物来缓解。

小贴士

- 洗澡水温在 30~38℃为宜。
- 洗澡时间一般为 10~15 分钟,最长不超过20分钟。
- 不宜选择尼龙搓澡巾。

有些糖尿病患者可能会出现皮肤颜色改变,如皮肤呈潮红、灰褐色,通常是由于血糖控制不佳引起的,应该引起足够的重视,可在医生的指导下调整控糖方案,控制好血糖,以免发生更严重的后果。

糖尿病患者皮肤如果出现丘疹、水疱,一定不能擅自涂抹药膏,或将水疱弄破,不对症治疗会使皮肤病变更加严重。糖尿病患者免疫力差,身体的高血糖环境影响蛋白的代谢,使伤口极易发生感染,并且难以愈合。因此,出现以上情况须及时寻求医生的帮助,明确原因,及时对症治疗。

■ 长期使用糖皮质激素的患者怎么控制血糖?

糖皮质激素因具有强大的抗感染、抗毒、抗休克和免疫抑制作用,被广泛应用于临床。

目前,临床常见的糖皮质激素类药物包括氢化可的松、泼尼松、甲泼尼龙、地塞米松、倍他米松等。但这些糖皮质激素类药物在发挥作用的同时,也不可避免地诱发各种各样的不良反应,血糖升高就是其中之一。因此,使用糖皮质激素的过程中要严密地监测血糖,糖尿病患者如使用糖皮质激素,则需要根据血糖的控制情况及当前所使用的降糖药物,选择合适的糖皮质激素,调整降糖药物的剂量。

应用胰岛素治疗的糖尿病患者,一旦开始糖皮质激素治疗,就需要增加胰岛素的剂量,同时,临床医生还可以根据患者所用糖皮质激素的药物代谢动力学特点、用药时间及患者不同时点的血糖水平,拟定个体化的胰岛素治疗方案。

值得注意的是,一般只有在糖尿病患者的病情确实需要时,医生才会建议其应用糖皮质激素,此时,患者须向医生详细说明自己的糖尿病类型、当前所使用的药物及血糖控制情况等信息,以便医生根据个体情况制订合适的治疗方案,尽可能地避免不良反应的发生。

■ 糖尿病合并冠心病,降糖药物怎么选?

糖尿病患者常常合并多种基础疾病,心血管疾病则是其主要的并发症之一,其中冠心病最严重。因此,糖尿病患者在选择降糖药物时,应尽量选择对心血管有保护作用的降糖药物。

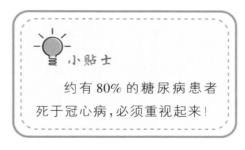

小贴士

约有80%的糖尿病患者死于冠心病,必须重视起来!

目前,同时兼顾防治心血管疾病的降糖药物主要有以下几种。

二甲双胍

最新的指南指出,二甲双胍是2型糖尿病患者的首选药物,如果没有禁忌证,应一直保留在2型糖尿病的治疗方案中。已有多项研究显示,二甲双胍能够显著降低心血管疾病的发病率及病死率,是超重或肥胖糖尿病患者的首选。

磺酰脲类

大量的循证医学证据和长期的临床应用均表明,磺酰脲类药物能够减少或延缓 2 型糖尿病的慢性并发症,特别是微血管和大血管病变。但磺酰脲类的不同药物之间可能存在着区别,新一代的磺酰脲类药物,如格列齐特和格列苯脲,整体安全性更好,能够减少急性冠脉综合征患者住院期间的病死率,而第一代磺酰脲类药物则可能增加心肌梗死后患者心血管疾病的死亡风险,因此不建议冠心病患者使用第一代磺酰脲类药物。

GLP-1 受体激动剂

此类的代表药物为利拉鲁肽。有研究证明,其可以减轻心脏缺血-再灌注损伤,提高左心室收缩功能,显著减少糖尿病心血管并发症的发生。

SGLT-2 抑制剂

此类的代表药物为恩格列净。恩格列净是第一种美国降糖药物的心血管结局研究证实有明确心血管获益的新型降糖药物。

■ 无法按时用餐的糖尿病患者该如何选择降糖药物?

降糖药物的种类有很多,各类降糖药物的服药时间有不同的规定,如不按照正常的服药时间服用,不仅会影响降糖药物的疗效,还可能出现低血糖等不良反应,因此往往要求患者规律进餐。但是,有些糖尿病患者因为工作需要经常出差,无法保证规律地进餐,此类患者可根据自身情况,尽量选择长效降糖药物。推荐选择每日服用一次的药物,如长效磺酰脲类、DPP-4 抑制剂、GLP-1 受体激动剂。但须注意,长效降糖药物容易引起低血糖,老年人及肝肾功能不好的患者慎用。此外,胰岛 β 细胞储备功能较差的重度高血糖患者不宜使用长效降糖药物,以免加重对胰岛 β 细胞的损害。

另外,值得注意的是,糖尿病的治疗需要在医生的指导下设计最佳给药方案。确定治疗方案后,请务必遵医嘱用药。

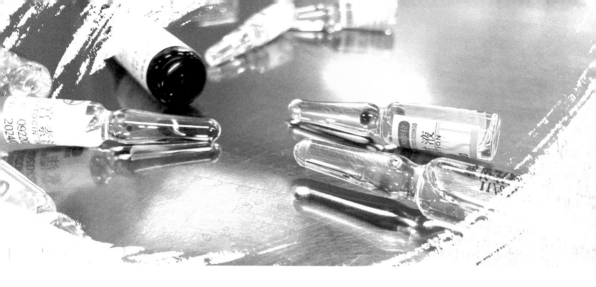

第四章 糖尿病患者的生活方式和健康教育

■ 糖尿病患者适合吃什么蔬菜?

看到这个问题,我想大多数患者的第一反应就是:吃什么蔬菜能降血糖? 但是,如果认为吃某种蔬菜就可以降血糖,那就大错特错了。虽然有多种蔬菜适合糖尿病患者调节血糖,或使血糖升高的速度降低一些,但是如果想寻找一种吃完就可以降低血糖、常吃还可以使糖尿病得到控制的蔬菜,到目前为止还无法实现。

不得不说,糖尿病患者多吃蔬菜、少吃碳水化合物高的食物,还是可以有效地控制血糖的,但这不代表蔬菜有降低血糖的功效,因为没有哪种蔬菜可以刺激胰岛细胞分泌胰岛素,或是改善胰岛素抵抗的作用。从控制血糖的角度来说,多数蔬菜的升糖指数不高,糖尿病患者可以放心食用。

许多科普文章中说,蔬菜中有类似于胰岛素的成分,可以降低血糖,然而,事实是即使蔬菜中含有胰岛素成分或胰岛素类似物,其本质也是蛋白质,我们的消化系统会将其分解成小分子氨基酸,这时,蛋白质失去了原有的结构特性,从而失去活性,所以无法产生相应的降糖效果。这也是到目前为止没有口服胰岛素的原因。

建议糖尿病患者选择食用的蔬菜多样化,食用的蔬菜应尽可能为新鲜蔬菜,减少食用腌制蔬菜(如腌黄瓜、腌芥菜等)。此外,药师建议患者少吃块茎类蔬菜,多吃富含膳食纤维的瓜果蔬菜。因为块茎类蔬菜中淀粉含量通常较多,如土豆、红薯等,如果比较喜欢吃这些蔬菜,可以考虑略微减少主食的摄入,保持血糖水平正常。膳食纤维可以促进胃肠道蠕动,有利于改善血糖及血脂代谢,因此,可以多吃一些绿叶类的蔬菜,或西红柿、青瓜等。

此外,糖尿病患者应尽可能少吃含糖量高的水果,如火龙果、香蕉等。可以稍微吃一些瘦肉,补充人体所需的营养,并适当锻炼身体,戒烟、酒,按时服用降糖药物,正确使用胰岛素,定期到医院进行检查。

■ 糖尿病患者做运动时应注意什么?

糖尿病不影响糖尿病患者对运动和生活的热爱,不少患者在积极治疗的同时,还会通过增加运动的方式增强自身免疫力,更好地调节血糖。那么,糖尿病患者应该如何运动,才能更好地调节血糖、增强自身免疫力呢?

首先,我们知道运动分为有氧运动和无氧运动。有氧运动就是以糖代谢为主要功能的运动,通俗来讲,有氧运动主要消耗的是碳水化合物,也就是糖类和脂肪。当我们正常生活、工作或休息时,吸入的氧气主要用于产能,维持基础代谢。一旦开始运动,虽然吸入的氧气可以继续维持身体的需要,但身体所需的能量多于正常供应,有氧代谢就会增加。一般来说,慢跑、打太极拳和适度的健身都是有氧运动的途径。

当运动增大到一定的强度,所需的能量超过有氧代谢的供氧能力时,无氧运动就开始了。无氧运动,顾名思义,是不消耗氧气、只消耗糖分的运动。这种运动供能迅速,但是平均每分子糖分产生的能量较少,而且会有乳酸产生,乳酸堆积会使肌肉细胞所在内环境的酸碱度降低,从而使人产生疲劳感。

有的糖尿病患者会问:"哪种运动更适合糖尿病患者呢?"

实际答案是:都适合。有氧运动可以增加肌肉细胞对胰岛素的敏感性,增强骨骼肌对糖的摄取,起到降低血糖的效果。无氧运动可以增肌减脂,提高肌肉的爆发力,如果可以长期坚持,在改善形体方面也有很好的效果。

单纯的无规律运动往往达不到预期的效果,如果在有氧运动的同时增加抗阻运动,效果就会大幅度提升。那么,什么是抗阻运动呢?

抗阻运动是通过特定的训练方式,保持恒定运动速度的肌力抗阻训练方法,其通过特定的肌群收缩,对抗外界阻力的无氧运动。这种运动相比无规律的无氧运动,能更好地改善胰岛素抵抗,增强肌肉对葡萄糖的摄取和利用。

总之,有氧运动结合抗阻运动,可以更好地调节肌肉对外周葡萄糖的摄取,而且可以增强心肺耐力,提高患者的生活质量。

在进行抗阻运动的过程中,一定要有专业人士的指导,因为每个人的身体状况不同,糖尿病的并发症也各不相同,有骨质疏松症的患者不宜进行该训练。此外,运动要循序渐进,不可操之过急,应该随着每天的锻炼逐渐增加运动负荷。

■ 糖尿病患者真的不能吃水果吗?

得了糖尿病,难道真的就要告别香甜美味的水果吗?答案是否定的。大部分水果的血糖指数并不高,因为水果中的糖主要是果糖,果糖升高血糖的效果要弱于葡萄糖;同时,水果中含有丰富的膳食纤维素、维生素及矿物质,少量食用可以补充我们人体所需的营养元素,对于糖尿病患者来说,适量地食用水果对身体是有益的。但最好不要喝果汁,因为果汁通常会损失一些膳食纤维,血糖反应会高于完整的水果。

哪些水果适合糖尿病患者食用呢?

糖尿病患者可以选择食用一些含糖量低的水果,如草莓、柚子、樱桃、猕猴桃、鳄梨(牛油果)、柠檬、木瓜等。柚子中含有非常丰富的蛋白质、有机酸、维生素,以及钙、磷、镁等人体必需的微量元素,同时,柚子中含有的柚皮素能够有效地提高人体对于胰岛素的敏感性,具有降血糖的功效。樱桃富含丰富的维生素和果胶,果胶有利于增加胰岛素的分泌量,从而使血糖平稳、快速地下降。木瓜中含有的蛋白分解酵素可以补偿胰腺和肠道的分泌,补充胃液的不足,有助于分解蛋白质和淀粉。木瓜含有丰富的胡萝卜素和维生素C,具有很强的抗氧化能力,能帮助机体修复组织,消除有毒物质,增强人体免疫力,帮助机体抵抗包括甲型H1N1流感在内的病毒侵袭。

水果在什么时间吃比较好呢?

糖尿病患者吃水果的最佳时间是加餐的时候,即上午的9~10点、下午的3~4点和晚上临睡前。糖尿病患者在这些时间段吃水果,既可避免发生低血糖,又不会使血糖水平骤升。血糖控制稳定的患者可直接食用水果,也可搭配牛奶、酸奶等制作成水果捞食用。

如何控制水果的摄入量?

众所周知,对于糖尿病患者来说,水果要少吃、适量地吃,那么,如何确定糖尿病患者在一天中摄入多少水果最为合适呢? 在吃了一定量的水果后,就要相应地减掉含有同等热量的主食,以免摄入的总热量超标。每天所吃水果的重量可以用"食品互换法"换算出来。常见的水果与主食之间的热量互换关系是:25g米面类主食可为人体提供90kcal热量。能提供相同热量的水果分别是:150g柿子、香蕉或鲜荔枝,200g梨、桃、苹果、橘子、橙子、猕猴桃、李子、杏或葡萄,300 g草莓,500g西瓜。

■ 降糖是否应从减肥开始?

糖尿病患者中包括许多肥胖者,肥胖也是糖尿病一个重要的诱因。对于肥胖的糖尿病患者来说,减肥无疑是控制血糖的基本措施,同时,减肥也可预防心脑血管病的发生。但是,要科学合理地进行减肥才是正确之道。

提到减肥,人们第一时间想到的就是运动和节食。运动,切不可一蹴而就,应循序渐进、持之以恒。应尽可能保持规律性运动,并根据患者的身体状况规划运动方案。与此同时,应日常监测体重,关注自己身体各方面的变化。每隔一段时间到医院进行一次体检,不仅可以监测健康状况,而且对患者来说,看到自身的健康状况因运动而得到改善,也是一种鼓励。当然,对于肥胖型糖尿病患者来说,在运动过程中可以每隔一段时间增加一点儿运动量,遵循循序渐进的原则,避免因过度运动而对关节造成不必要的损害。在运动过程中,建议随身携带电解质饮品和一些糖果,以免发生低血糖反应。

在饮食方面,我们更应该有所关注,特别是在运动之后,往往会食欲大增,这时候如果大鱼大肉地饱餐一顿,很可能会导致血糖再度"飙升"。所以,适度运动后合理膳食也很重要。因为糖尿病患者多数会伴随心脑血管问题,在这里,药师建议患者清淡饮食,减少食用油料作物,同时做到低碳水化合物饮食。更推荐患者吃一些蔬菜、谷物,以及少量的坚果、鱼、蛋等食物,同时,在餐前、餐后监测血糖,以免增加低血糖的风险。

在药物方面,部分降糖药物也有减肥的作用,如 GLP-1 受体激动剂、DPP-4 抑制剂等,均有减肥的功效,但这些药物还需要结合患者自身的病情,询问医生后合理使用。

■ 在寒冷的冬季糖尿病患者可不可以出门运动?

冬季谁不想在暖洋洋的室内休息呢?但是,这不能成为糖尿病患者停止运动的理由。不过,在冬季的运动过程中,我们需要注意一些问题,让我们在运动的同时更加安全。

在寒冷的冬季,如果有条件,可以去健身房里锻炼。建议大多数糖尿病患者维持原有的运动习惯,并且做好防护工作。一天中尽可能不过早或过晚进行运动,因为冬季天气寒冷,早晚温差大,患有骨质疏松或骨关节疾病的患者很容易使原有病情加重。此外,运动的准备工作应做到位,做好保暖,即使是在室内运动,进出时也应及时增减衣物,谨防温差变化引发感冒等问题。不仅如此,建议糖尿病患者在户外运动时带上电解质饮料或随身携带糖果,预防发生低血糖。

■ 喝茶对糖尿病患者的病情是否有帮助呢?

茶作为我们中国的传统饮品,历史悠久,文化底蕴深厚。茶中含有多种天然成分,能生津止渴、提神醒脑,对人体有着积极的保健功能。饮茶是一种健康的生活习惯,不仅可以陶冶情操,还能预防疾病。

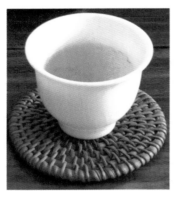

在我国古代民间就流传着用茶叶煮水治疗糖尿病的方法。有研究表明,西班牙人从不喝茶,英国人每天每人平均喝4杯茶,结果发现,在每日饮茶最多的人群中,最能体现"喝茶能降低糖尿病风险"的说法,并且相关数据表明,每日喝4杯红茶,可使患2型糖尿病的风险降低20%。但如果每日只喝1~3杯茶,则无法起到预防糖尿病的作用。

茶叶中的茶多酚具有减少外源性糖的摄入、阻止内源性糖异生、保护胰岛 β 细胞的作用;茶多糖具有保护胰岛 β 细胞、调控内源因素、抑制外源性碳水化合物的吸收作用;茶色素可以发挥抑制 α-葡萄糖苷酶、纠正血脂代谢紊乱、改善胰岛素抵抗、调节微循环的作用。目前,茶色素胶囊已经作为治疗2型糖尿病的辅助治疗药物应用于临床,尤其对于伴有微循环障碍的2型糖尿病患者更为适用。因此,养成每日喝茶的好习惯,坚持下来,会有很好的效果。

■ 看似量不大的快餐对糖尿病患者的影响如何?

随着生活、工作节奏的日渐加快,很多人没时间或懒于买菜做饭,而是长期频繁地外出吃快餐或者叫外卖,糖尿病患者也无可避免地会吃一些快餐。那么,经常吃快餐会增加患糖尿病的风险吗? 对于糖尿病患者而言,快餐会引起血糖的异常波动吗?

从营养学的角度来看,快餐属于不平衡膳食,其特点是高蛋白、高脂肪、高热量、低糖、低维生素、低纤维素。如果长期吃快餐,会导致体内脂肪蓄积,使人变得肥胖,降低胰岛素的敏感性,形成胰岛素抵抗,从而增加患糖尿病的风险。因此,要保持健康,还是需要饮食多样化,注意调整自己的饮食结构,使营养均衡摄入。那么,如何选择"健康的快餐",成为糖尿病患者要学习的功课。

糖尿病患者选择快餐的正确方法是,根据自己的身高、体重及劳动强度,控制每日进食的总热量,而饮食的品种除不直接吃甜食外,讲究多样化、清淡化,具体的配餐方法可根据个人口味进行调整,以不增加额外的糖负荷为原则。具体方法如下:

第一步,确定每日饮食的总热量。首先计算出患者的标准体重。

$$标准体重(kg) = 身高(cm) - 105$$
$$每日所需要的总热量 = 标准体重 \times 每千克体重需要的热量$$

然后,根据自己的活动量选择适合自己的每日热能供给量。

成年糖尿病患者每日热能供给量(kcal/kg标准体重)

体型	劳动强度			
	卧床	轻体力	中体力	重体力
肥胖/超重	15	20~25	30	35
正常	15~20	25~30	35	40
消瘦	20~25	35	40	45~50

虽然是吃快餐,糖尿病患者仍然要努力延长进餐时间,这样做一方面可以控制进餐量,另一方面,进餐时间长,就不易形成血糖高峰,可以避免餐后高血糖。

对于使用胰岛素的糖尿病患者,应特别警惕在食用快餐时可能会发生低血糖的症状,特别是油脂类快餐,此类食物在胃内停留的时间较长,它们的消化分解则需时更长,所以在食物还没消化、葡萄糖尚未入血时,倘若患者使用的刚好是短效胰岛素,此时药物已经发挥作用了,这就是吃快餐会导致低血糖的原因。餐后几小时,当来自于食物的葡萄糖终于进入血液,血糖很可能再次升高,因为短效胰岛素的有效浓度已过,降血糖的作用变弱了,此时血糖又会升高。这就是快餐会使血糖异常波动的原因。

总之,快餐是时代发展的产物,糖尿病患者学会选择合适的快餐,既能够使自己适应快速发展的社会需求,同时也能让自己保持更健康的饮食习惯。

■ 古人如何看待消渴症?

古人根据消渴病情的轻重缓急,将糖尿病分为上消型、中消型和下消型。分别对应人的上焦、中焦、下焦。

上消型糖尿病	以多饮为主,病因在于肺热津伤,肺脏通调水道的功能受损,水液循环受阻,津液无法遍布全身、滋润脏器,因此,多采用生津止渴、清热润肺的方法加以调整。临床上常采用麦冬、生地、石斛、天花粉等滋阴清热的药材组方治疗。
中消型糖尿病	以多食易饥为主,伴有口渴多饮、口臭、口苦、口干、小便频多。病因在于胃热炽盛,饮食不节制或劳倦等因素损伤脾胃,脾胃功能下降,湿阻中焦,就会导致口中黏腻发甜、多涎,因此,多采用健脾益气、清胃泻火的方法进行调整。临床上常用石膏、知母、玄参等药材组方治疗。
下消型糖尿病	以小便频繁、量多、混浊为主,病在于肾虚精亏,导致肾主水的功能失调、固摄无力、水液下趋而造成尿频,因此,一般采用滋阴补肾、清热降火的方法加以调整。临床上一般采用山药、山萸肉、五味子、淫羊藿等组方治疗。

■ 适合不同糖尿病患者的"降糖茶"有哪些?

中医治疗糖尿病,主要通过辨证论治的方法,采用综合措施改善症状、防治并发症,其过程更重视患者的个体差异。日常生活中,针对不同病机引起的糖尿病,我们可以制作一些简单的"降糖茶"日常饮用,对糖尿病的治疗起良好的辅助效果。

蒲公英玉米须茶

组成:蒲公英、玉米须、玉竹、玫瑰花。

蒲公英性味甘、微苦、寒。归肝、胃经。有清热解毒、消肿散结、利尿通淋的功效。蒲公英多糖有降糖的作用,可以调理血糖。

玉米须性平,有利尿消肿、清肝利胆的功效。玉米须中的皂苷类物质,可降低血清胆固醇和血糖含量。(《浙江民间草药》记载,玉蜀黍须一两,煎服)。

玫瑰花,性味甘、微苦,温。归肝、脾经,有行气解郁、活血、止痛的功效。在此茶中,玫瑰花的温性可中和其他药的寒性。

玉竹,性味甘,微寒。归肺、胃经。有养阴润燥、生津止渴的功效。可治咽干口渴、内热消渴。

以上四药,均为药食同源的药材,取材容易,配方简单,可每日代茶饮用。适用于糖尿病中肺热津伤引起的口渴、口干、发热烦躁等症状。

枸杞麦冬茶

组成:枸杞子、麦冬。

枸杞子,性味甘、平。归肝、肾经。有滋补肝肾、益精明目的功效。可治虚劳精亏、眩晕耳鸣、内热消渴、目昏不明。枸杞子中含有的甜菜碱有降糖、降脂的作用。

麦冬,性味甘、微苦,微寒。归心、肺、胃经。有养阴生津、润肺清心的功效。可治津伤口渴、内热消渴、心烦失眠等。

以上两味药配方,可养阴生津、润肺清心。适用于糖尿病中肺热津伤引起的心烦、口渴。

菟丝子茶

组成:菟丝子。

菟丝子,性味辛、甘、平。归肝、肾、脾经。可补益肝肾、固精缩尿、安胎、明目、止泻。可治肝肾不足、目昏耳鸣、脾肾虚泻。

可将菟丝子碾碎,用纱布包好,放入杯中,用沸水冲泡。适用于糖尿病中肝肾阴虚引起的消渴症。

■ "大补"是否有助于糖尿病患者的健康?

说起"大补",多数人的第一反应就是虫草、人参、鹿茸等名贵中药材。但是,这些名贵药材对糖尿病的效果真的好吗? 当然不是绝对的,这些人们耳熟能详、具有"大补"作用的中药,在治疗某些疾病方面有一定的疗效,但是,我们要明确一点,补品和保健品均不可代替药品作为主导治疗糖尿病。那么,这些中药对糖尿病的辅助治疗效果如何呢?

首先,我们来说一说人参。人参从古至今都有着"灵丹妙药"的美称。从中医角度上说,人参的确有补脾益肺、益肾助阳、补血养血、安神益智、生津止渴等功效。糖尿病为消渴症,在临床上,人参白虎汤用于治疗消渴症阴虚热盛证,对糖尿病的相关并发症有一定的疗效。但是,中药复方制剂存在一些禁忌,如果患者确实需要服用,需要在医生的指导下进行服用。

至于虫草、鹿茸等在我们印象中非常名贵的药品,或是已经被加工的保健品,它们并不是药物,在日常生活中不能代替药品起到疗效。对于糖尿病患者来说,无论是有先天性胰岛功能障碍,还是有胰岛功能减退等问题,作为保健品或辅助的补品,它们可能会对症状加以改善,但远远达不到药品的功效,所以不要轻易相信市面上推荐的可以代替药品的保健品。除此之外,鹿茸还有升压效果,糖尿病伴高血压患者一定要慎用。对于虫草,热性体质患者和儿童不宜服用,因为虫草的确有滋补的效果,但是一定要确定适宜的人群,并且选对食用方式,不同的剂型或制法均可能产生不同的作用效果。

中药材种类繁多,相互配伍禁忌也不尽相同,有问题应随时咨询相关医生和药师。用药须谨慎,"大补"也须谨慎。

■ 糖尿病前期的生活干预方式有哪些?

糖尿病前期是指血糖超过正常水平,但还没有达到诊断为糖尿病的程度,它是一种血糖水平介于正常人和糖尿病患者之间的可以干预的状态,还不属于糖尿病的范围。但是,处于该状态的人除了发生糖尿病的危险性大大增加以外,发生心血管疾病的风险也显著增加,不论是空腹血糖受损,还是糖耐量异常,都属于糖尿病前期。因此,处于糖尿病前期的患者应该及时、正确地进行生活干预。

糖尿病前期患者是糖尿病患者的后备军,发展为糖尿病的概率是正常人的8~10倍,对于糖尿病前期的特殊阶段,生活方式的干预是有效的治疗措施,通过采取积极干预的手段,可让糖尿病前期无限延长。生活方式的干预方法主要是科学合理的饮食和适当的运动。饮食上要严格按照糖尿病的饮食规则进行把控,也就是要控制食物的总热量。热量根据每天的活动量而定,活动量大的需要消耗能量多,可以多吃一点儿,活动量小的少吃一点儿,减少饱和脂肪酸的摄入,少盐、戒烟、戒酒,保证营养结构的平衡,同时一定要选择低升糖指数的食物,减少血糖的波动,避免对胰岛细胞功能产生影响。在运动方面,在身体能够承受的情况下,推荐每天做30分钟中等强度的有氧运动,每周至少150分钟,联合科学饮食,目标是使体重下降5%~10%。运动能改善肌肉对胰岛素的敏感性,从而改善餐后高血糖,而随着体重的减轻,脂肪组织减少,可以改善肝脏胰岛素的敏感性,改善空腹血糖。

■ 糖尿病患者自我检测血糖的正确方法是什么?

糖尿病患者需要定期对自身的血糖进行监测,通过血糖检测的结果来判断近期自身的血糖水平是否平稳。那么,如何正确地检测血糖呢? 一般,确诊为糖尿病的患者需要定期去医院就医,医生会为患者开具相关的化验项目,因此,患者可以在医疗机构进行血糖的快速检测,当然,随着"慢病长处方"制度的实施,糖尿病患者可以开具3个月的长处方,无须经常跑医院,那么,居家自测血糖也是一种不错的选择。

居家自测血糖一般采用血糖仪,方便快捷,测量结果也比较准确。那么,患者在居家自我检测血糖时需要注意哪些问题呢?

首先,测量血糖前要对手部进行清洁,保证血液流通正常且丰富。将血糖仪处于打开的状态,将试纸插入机器。采血前,使用酒精对皮肤消毒,待消毒的皮肤干燥后进行取血。用棉签擦拭并弃掉第一滴血,取第二滴血滴到试纸上,几秒钟后,血糖仪上即显示血糖值。

很多人不明白为什么测血糖时要把第一滴血擦掉,这是因为第一滴血中含有一些组织液,会影响结果的准确性。还有一些患者在采血时,为了让血液更快地流出,会用力挤压扎针的部位,将血挤出,这会导致血糖的测量结果偏低。因此,我们可以选择无名指指尖两侧的皮肤较薄处,这个部位的血量很充足,而且采血时疼痛感较低。

■ 消渴症和糖尿病是一回事吗?

"消渴"一词,最早出现于《黄帝内经·素问》的《奇病论》中。"帝曰:'有病口甘者,病名为何? 何以得之?'岐伯曰:'此五气之溢也,名曰脾瘅,夫五味入于口,藏于胃,脾为之行其精气,津液在脾,故令人口干也;此肥美之所发也,此人必数食甘美而多肥也,肥者令人内热,甘者令人中满,故其气上溢,转为消渴。治之以兰,除陈气也'。"大致意思为,黄帝问,患者口中发甜是什么病? 怎么得的? 岐伯回答说,这是由于五味的经气上溢所致的,病名为脾瘅。五味入口,藏于胃,将饮食中的精气上输于脾,脾为胃输送食物的精华,因为生病了,津液就停留在脾中,致使脾气上溢,导致口中发甜,这是由于过分食用肥甘美味所引起的疾病。患这种疾病的人,必然是经常吃甘甜而肥腻的食物,肥腻使人生内热,甘甜使人中满,所以脾运失常,脾热上溢,就会转成消渴症。本病可以用兰草治疗,以排除体内蓄积的郁热之气。

文中所提的脾瘅,指脾经湿热、口中甜腻、多涎、多口臭,与现在所说的糖尿病口中发甜是一样的。兰草即为佩兰,具有醒脾化湿的功效。

隋代著作《诸病源候论》中也有关于"消渴"的记载:"夫消渴者,渴不止,小便多是也。……其病变多发痈疽……有病口甘者,……此肥美之所发。此人必数食甘美而多肥也。"

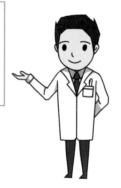

痈疽,是指发生在体表、四肢的化脓性疾病,在这里指糖尿病足。

宋代杨士瀛在《仁斋直指方》中指出:"渴之为病有三,曰消渴,曰消中,曰消肾,分上中下三焦而应焉。……此渴引饮常多,小便数而少,病属上焦,谓之消渴……此渴亦不甚烦,但欲饮冷,小便数而涩,病属中焦,谓之消中……此渴水饮不多,随即溺下,小便多而浊,病属下焦,谓之消肾。"

现代研究表明,糖尿病是一种体内胰岛素相对或绝对不足,或靶细胞对胰岛素敏感性降低,或胰岛素本身存在结构上的缺陷而引起的碳水化合物、脂肪和蛋白质代谢紊乱的慢性疾病。其主要特点为高血糖、糖尿,临床表现为"三多一少",即多饮、多食、多尿、体重减轻,以及口中黏腻感、糖尿病足等并发症。

由此可见,古人对消渴症的认识与现代西医所讲的糖尿病有很多交集,在治疗中可中西医结合辨证论治,以找到更好的治疗方案,达到更好的效果。

■ 正常人的口渴和糖尿病患者的口渴一样吗?

口渴是我们在日常生活中经常遇到的问题,比如,有的人睡觉容易张口呼吸、打呼噜,这个时候口腔里的水分挥发过多,口腔干燥,就会感到口渴;炎热天气、周围环境温度比较高时,出汗多,皮肤的水分蒸发也多,水液不平衡也会使人出现口渴的情况;此外,有的人运动时出汗多,呼吸加强,口腔内水分蒸发较快,而唾液分泌减少或者变稠,也会出现口干、口渴的情况。这些口渴的情况都属于生理性口渴,在发生口渴后,及时补水就可以得到缓解。

自古被称为"消渴症"的糖尿病患者,也会经常感到口渴,这种口渴和普通的口渴却有很大的区别。健康者在口渴后,喝水就能得到缓解,而糖尿病患者在血糖过高时,从肾小球滤过的葡萄糖超过了肾小管对葡萄糖的重吸收能力,致使大量葡萄糖溶解在尿液中,一方面导致体内葡萄糖下降,不足以维持身体活动的需要;另一方面带走了大量的水分,产生渗透性利尿。水分丢失使患者感到口渴,继而需要大量喝水才能缓解。在做好血糖控制之后,糖尿病患者的口渴症状一般也会得到缓解。

对于"三多一少"的糖尿病患者而言,多喝水就意味着多上厕所,为了省去麻烦,他们有的人选择少喝水,而这样做是非常不可取的。一方面,这样做往往导致血糖升高得较快,事实上加重了病情;另一方面,这样做容易导致人体脱水,从而带来更严重的后果。所以,糖尿病患者应该和正常人一样及时补水,保证每天2500mL水分的摄入,除去饮食中所含有的部分水分外,还要保证每天1600~2000mL的饮水量,就是人们常说的每天8杯水。这样才能保证人体内水分的正常水平。

■ 紫草膏对于糖尿病足有什么疗效?

糖尿病足是什么?

糖尿病足是指糖尿病患者的足部由于神经病变,使下肢保护功能减退,大血管和微血管病变使动脉灌注不足,导致微循环障碍,而发生溃疡和坏疽的疾病状态。从中医学的角度出发,糖尿病足的病机主要是消渴日久、气阴两虚、经脉瘀阻、血行不畅、肢端失养,加之湿热下注、热毒血瘀,而形成的脉痹、脱疽。

紫草是什么?紫草膏是什么?

紫草为紫草科植物新疆紫草、紫草、内蒙古紫草的干燥根,具有凉血、活血、解毒透疹的功效。主要用于治疗血热毒盛、斑疹紫黑、麻疹不透、疮疡、湿疹及水火烫伤。

紫草中含有紫草醌及乙酰紫草醌,均具有抗菌、抗感染作用。局部应用紫草可促进创伤愈合。

紫草膏则是以紫草为君药,配伍其他活血化瘀、凉血解毒、止痛排脓的中药,用油熬制成具有特殊香气的紫红色软膏。外用于疮疡、痈疽已溃的皮肤。可化腐生肌。

古代名医著作中有很多关于紫草膏的记载,如宋代杨士瀛《仁斋直指方》中介绍的紫草膏,主治热疮;明代秦昌遇《幼科金针》中介绍的紫草膏,主治火烫、发泡腐烂;清代顾世澄《疡医大全》中介绍的紫草膏,主治小儿胎毒、疥癣、两眉生疮,或延及遍身瘙痒,或脓水淋沥、经年不愈等。

糖尿病足为什么要用紫草膏治疗?

糖尿病足的主要病机为湿热瘀阻经脉、血行不畅,重症的临床表现主要为溃疡坏疽、久不收口,因此在糖尿病足的临床治疗中,除用西药控制血糖、改善微循环及并发症以外,在清创后多用紫草膏外敷,利用紫草膏清热解毒、活血消肿、祛腐排脓的功效,来达到促进肉芽生长、减轻炎症及缓解疼痛的目的。

■ 吃糖会诱发糖尿病吗?

很多人都对甜食情有独钟,各种各样的糕点、巧克力、糖果等食物也一直深受人们的喜爱,也有很多人与生俱来就喜欢这种甜甜的味道。那么,长期大量吃甜食会诱发糖尿病吗?

正常人允许每天摄入25g白糖,一些甜食爱好者甚至会摄入更多,这对于胰岛功能正常的人来说是可以接受的。因此,吃糖并不会导致糖尿病。当然,人体一次性摄入过多的糖分,的确会因为身体无法全部吸收而出现血糖高峰,当超过肾脏对葡萄糖重吸收的阈值时,尿液中就会带"糖",形成糖尿排出体外,但是这种糖尿和糖尿病没有任何关系。

虽然吃糖并不是导致糖尿病的原因,但糖尿病患者不宜吃精制糖和含糖的食品。精制糖指的是白糖、红糖、水果糖、巧克力,以及一切含糖食品,如蜂蜜、蛋糕等。这些都属于高升糖指数的食物,对于糖尿病患者而言,食用高升糖指数的食物会引起血糖突然升高,过高的血糖对胰岛细胞是有毒性的。

人体要想维持正常的血糖水平,就要关注胰岛功能是否健全,一旦胰岛细胞不能够分泌足量的胰岛素,或者机体对于胰岛素的敏感性降低,那么,无论我们吃什么,身体都无法充分利用吸收入血的糖分,最终造成血糖升高。

总之,无论是健康人群还是糖尿病患者,都要始终牢记"管住嘴,迈开腿",在饮食上加以注意的同时也应该加强体育锻炼。

■ 10味消渴胶囊是哪10味,它们的功效是什么?

10味消渴胶囊是2020年版《中国药典》收录的用于治疗糖尿病的中成药,其中含有天花粉、乌梅肉、枇杷叶、麦冬、五味子、瓜蒌、人参、黄芪、粉葛和檀香。

1 **天花粉:** 葫芦科植物栝蒌或双边栝蒌的干燥根。可清热泻火、生津止渴、消肿排脓。用于治疗热病烦渴、肺热燥咳、内热消渴、疮疡肿毒。

2 **乌梅肉:** 蔷薇科植物梅的近成熟果实。可敛肺止咳、涩肠止泻、安蛔止痛、生津止渴。用于治疗肺虚久咳、久泻、久痢、蛔厥腹痛、呕吐、虚热消渴。

3 **枇杷叶:** 蔷薇科植物枇杷的叶。可清肺止咳、降逆止呕。用于治疗肺热咳喘、气逆喘急、胃热呕吐、哕逆。

4 **麦冬:** 百合科植物麦冬的块根。可养阴生津、润肺清心。用于治疗胃阴虚证、肺阴虚证、心阴虚证。

5 **五味子:** 木兰科植物五味子或华中五味子的成熟果实。可收敛固涩、益气生津、补肾宁心。用于治疗久咳虚喘、自汗、盗汗、遗精、滑精、久泻不止、津伤口渴、消渴、心悸、失眠、多梦等。

6 **瓜蒌:** 葫芦科植物栝蒌或双边栝蒌的成熟果实。可清热化痰、宽胸散结、润肠通便。用于治疗痰热咳喘、胸痹、结胸、肺痈、肠痈、乳痈、肠燥便秘。

7 **人参:** 五加科植物人参的根。可大补元气、补脾益肺、生津、安神益智。用于治疗元气虚脱证、脾肺心肾气虚证、热病气虚津伤口渴及消渴症。

8 **黄芪:** 豆科植物蒙古黄芪或膜荚黄芪的根。可健脾补中、升阳举陷、益卫固表、利尿、脱毒生肌。用于治疗脾虚证、气虚自汗、气血亏虚、疮疡难溃难腐,或溃久难敛。

9 **粉葛：**豆科植物甘葛藤的干燥根。可解肌退热、生津止渴、透疹、升阳止泻、通经活络、解酒毒。用于治疗外感发热头痛、项背强痛、口渴、消渴、麻疹不透、热痢、泄泻、眩晕头痛、脑卒中偏瘫、胸痹心痛、酒毒伤中。

10 **檀香：**檀香科植物檀香树干的干燥心材。可行气温中、开胃止痛。用于治疗寒凝气滞、胸膈不舒、胸痹心痛、脘腹疼痛、呕吐食少。

以上10种药物，协同辅助，组成10味消渴胶囊，可益气养阴、生津止渴，用于治疗消渴病气阴两虚证，症见口渴喜饮、自汗盗汗、倦怠乏力、五心烦热。2型糖尿病见上述证候者，口服，一次6粒，每日3次。

■ 对高血压、高血脂的饮食干预是否也适合糖尿病患者？

高血压一般与高血脂并行，患者除了日常按时服药，对饮食也应有一定的干预。饮食应以蔬菜水果为主，日常餐饮中常食用能调节或改善血压的食物，如芹菜、西红柿等。烹饪中尽可能减少动物油脂的使用，可以适量用一些植物油。除此之外，还应低钠、低脂饮食，增加植物和动物蛋白的摄入，保证三餐规律，不暴饮暴食。这种饮食习惯对于糖尿病患者来说应该是有益无害的，但需要注意的一点是，水果不能"肆无忌惮"地吃，因为有些水果含糖量较高，不利于控制血糖，糖尿病患者可以适当减少摄入含糖量较高的水果。

如果既是高血压、高血脂患者，又是糖尿病患者，日常饮食就更应该注意了。患有"三高"，饮食就应该做到三低。

▶▶ **低脂** 减少食用动物内脏、油炸类、蛋糕类食品，建议患者适当吃一些精瘦肉，在补充蛋白质的同时，还可以做到低脂饮食。

▶▶ **低钠** 这个饮食习惯是为高血压患者量身定制的。每日食盐的摄入少于5g，这里说的食盐摄入量，包括摄入的食盐总量，如果在烹饪的过程中用到酱油、豆瓣酱等含盐调味品，应适当减少食盐的再摄入。

▶▶ **低糖** 糖尿病患者饮食的代名词，指控制饮食，减少大量糖分的摄入,如含糖量较高的香蕉、荔枝、火龙果等。

总的来说,高血脂、高血压通常和高血糖并行出现,其患者的饮食习惯也有很多相似之处,只有结合实际情况加以调整,配合适当的运动,才能保证患者的身心健康。

■ 熬夜对糖尿病患者有多大影响?

许多人在看到这个问题时都会想,糖尿病与熬夜有什么关系? 实际上,无论是从客观还是主观来说,两者之间都有很大的关系。熬夜不仅对血糖,对身体其他功能也会产生不同的影响。

首先,从客观来说,熬夜会导致皮质醇激素过度释放,使血糖升高。长时间熬夜还会导致人体免疫力下降、内分泌紊乱、新陈代谢失调。这些问题看似与糖尿病无关,实则都会诱发糖尿病,而且熬夜会使人长期疲劳、精神不振,成为流感病毒的易感人群。不仅如此,熬夜导致的睡眠不足和心理应激会刺激大脑皮层,而大脑皮层的活跃导致下丘脑的交感神经中枢兴奋,增加儿茶酚胺的分泌,从而导致血液中胰高血糖素含量升高,抑制胰岛素的分泌,升高血糖。特别是在凌晨4点到清晨8点,血糖最容易升高。对于糖尿病患者来说,及时休息、按时起床吃早饭更为重要,否则身体中的血糖就会出现混乱。

主观来说,夜间睡眠不足最直接的影响就是第二天清晨起床问题。晚睡导致晚起,错过早餐时间,人体会节律性分泌胰高血糖素,使血糖升高,但对于胰岛功能不全的患者来说,很有可能导致血糖不稳,产生血糖忽高忽低的情况。错过早餐,势必会使午餐饭量激增,许多糖尿病患者会暴饮暴食,在中午食用大量的高热量食物,认为是补充早餐的不足,但恰恰相反,摄入超出正常饮食的食物不仅不是补充,反而会使胃、胰腺等多脏器超负荷工作,从而加重机体负担,久而久之就会诱发糖尿病或其他慢性疾病。

总而言之,熬夜无论对糖尿病患者还是健康人群都有很大的伤害,及时改掉陋习、合理调整餐饮和休息时间才是控制血糖、健康生活的不二之选。